AF609388

METHODE

DONNÉE PAR M. HELVETIUS, *Conseiller d'Etat, Premier Medecin de la Reine, Inspecteur Général des Hôpitaux militaires, Docteur Regent de la Faculté de Medecine de Paris & de l'Académie Royale des Sciences;*

Suivant laquelle les Personnes Charitables doivent conduire les Pauvres Malades de la Campagne attaqués de Fiévres Intermittentes.

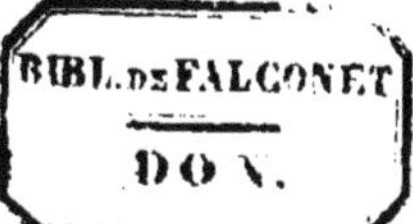

M. DCC. XLVI.

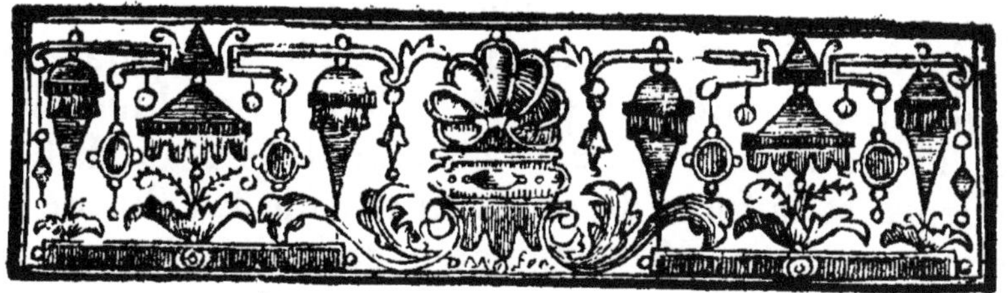

METHODE

DONNÉE PAR M. HELVETIUS, Conſeiller d'Etat, Premier Medecin de la Reine, &c. Suivant laquelle les perſonnes charitables doivent traiter les Pauvres de la campagne attaqués de Fiévres Intermittentes.

LA Fiévre ainſi que toutes les Maladies a des ſymptômes particuliers par leſquels on la diſtingue. Ceux qui caractériſent la Fiévre ſont 1°. La chaleur de la peau qui eſt bien plus forte & plus ardente que dans l'état naturel. 2°. La fréquence & la force du battement des Arteres, pourvû que ces accidens ne dépendent de quelque cauſe externe telle qu'un exercice violent. Une boiſſon abondante de liqueurs ſpiritueuſes, ou une violente paſſion de l'ame, telle que la colere, &c.

Il n'y a perſonne qui ne puiſſe diſtinguer, ſi la chaleur de la peau, la fréquence & la force du battement des arteres ſont plus grandes qu'ils ne le doivent être dans l'état naturel, pourvu qu'ils y faſſent un peu d'attention ; cependant ſi quelques-unes ſe méfient aſſez d'elles-mêmes pour craindre de s'y tromper, pourlors elles n'ont qu'à tâter en même tems l'artere de leurs poignets ou de leurs tempes, c'eſt-à-dire leur pouls ou celui d'une perſonne ſaine (d'une force à peu près égale à celle du malade) & en les comparant ils connoîtront aiſément par la différence ou l'inégalité qu'ils trouveront entre la chaleur de la peau, la fréquence & la force du pouls du malade & celui de la perſonne ſaine, ſi le malade a de la Fiévre, ou s'il n'en a pas.

Nous diſtinguerons les Fiévres en deux claſſes.

Nous rangerons dans la premiere celles qui après avoir duré un certain tems ceſſent & recommencent enſuite périodiquement à un tems marqué, on les nomme, *Fiévres intermittentes.*

Nous placerons dans la ſeconde claſſe, celles qui ne ceſſent point depuis le moment où le Malade en eſt attaqué, juſqu'à celui de ſa guériſon ou de ſa mort; on les appelle, *Fiévres continues.*

Les Fiévres intermitttentes ont différens noms, par rapport à la longueur ou à la briéveté du tems qui eſt entre le moment où elles ont ceſſé, & celui où elles recommencent.

Lorſque la Fiévre revient tous les jours, & que le téms qui eſt entre le moment où elle a ceſſé & celui où elle reparoît eſt ſi court, que l'accès qui recommence ſuccede preſque immédiatement à celui qui a fini, on nomme cette Fiévre *Subintrante.* On la diſtingue des Fiévres continues, parce que l'intervalle, quoique très-court, qui eſt entre chaque accès, eſt abſolument exempt de Fiévre, & que chaque accès commence par un leger friſſon, ou par une grande concentration de pouls, &c.

Lorſque la Fiévre revient tous les jours, & que l'intervalle qui eſt entre chaque accès eſt plus long, on l'appelle : *Fiévre quotidienne*; cependant, ſi l'on obſerve qu'il y ait alternativement un accès plus fort & un autre plus foible, on donne à cette Fiévre le nom de *Double Tierce.*

Si les accès de Fiévre ne reviennent que de deux

jours l'un, de maniere que le Malade soit vingt-quatre heures ou environ sans Fiévre, on la nomme *Fiévre tierce*.

Enfin la Fiévre a le nom de *Quarte* lorsque les accès ne reviennent que le quatriéme jour, & que le Malade est quarante-huit heures ou environ sans Fiévre; elle prend le nom de *Double-quarte*, lorsque le Malade a deux jours de suite un accès de Fiévre chaque jour, qu'il en est ensuite exemt pendant vingt-quatre heures, & qu'elle reparoît après cet intervalle.

Toutes ces Fiévres reviennent périodiquement à peu près aux mêmes heures; elles commencent par un froid, ou par des baillemens, ou par des douleurs, ou par des especes de lassitudes dans les membres, ou par des maux de tête, &c. Dans ces premiers momens, le pouls est fréquent & concentré, c'est-à-dire, qu'il est plus petit que dans l'état naturel; le visage est ordinairement plus pâle & plus froid, les ongles plus blancs, & souvent bleuâtre ou livides, &c.

Le tems que dure cet accident quon nomme le *froid ou le frisson de la Fiévre*, est ordinairement assez court, cependant il dure quelquefois plusieurs heures, après lesquelles la chaleur de la peau & de tout le corps devient très-considérable, & tous les battemens du pouls sont très-forts.

Après que la chaleur a duré un certain tems, qui est plus long ou plus court, selon qu'une plus grande ou une moindre quantité d'humeur a passé dans le sang, elle diminue peu à peu aussi-bien que la force & la fréquence du battement des Arteres, la peau devient moëte & la sueur qui survient annonce la fin de l'accès.

Idée générale de la cause des Fiévres, de leurs principaux symptômes & de leur retour périodique.

Toutes les Fiévres sont toujours causées par des

humeurs arrêtées, &, pour ainsi-dire, engorgées dans les vaisseaux capillairs lymphatiques, les plus fins dans les glandes, sur-tout dans celles de l'estomach & par des humeurs qui passent des premieres voies, c'est-à-dire de la cavité de l'estomach, & des intestins dans la masse du sang.

On ne peut pas douter que le séjour, & l'engorgement de ces humeurs n'ait été premierement causé par leur épaississement & par leur défaut de fluidité; car si elles avoient conservé leurs finesse & leur fluidité naturelle, elles auroient traversé leurs vaisseaux, elles se seroient filtrées par leurs glandes comme les autres humeurs, & auroient été evacuées.

L'action continuelle des solides qui environnent les glandes & les vaisseaux capillairs lymphatiques dans lesquels ces humeurs trop épaissies sont arrêtées, & la chaleur naturelle du lieu où elles séjournent excitent nécessairement à la longue dans ces humeurs un mouvement sourd, & intestin qui les corrompt, & qui en dévelope insensiblement les parties salines.

Celles qui sont développées passent des vaisseaux capillaires lymphatiques dans les gros vaisseaux lymphatiques, & ensuite de ceux-ci dans les vaisseaux sanguins, & souvent elles passent des premieres voies dans le sang.

Dès qu'elles y sont mêlées, elles le condensent, & diminuent par consequent sa fermentation, sa chaleur & sa raréfaction; or 1°. comme la chaleur naturelle de toutes les parties dépend de celle du sang, elles deviennent d'autant plus froides que la chaleur du sang est plus diminuée; c'est pourquoi les Malades commencent à ressentir du froid dès que les humeurs ont passés dans le sang, & ce froid est plus ou moins long selon que la condensation du sang est plus ou moins considérable.

2°. L'élévation, ou la force du battement des Arteres est d'autant moins grande que le cœur y pousse moins de ſang, & que celui qui y eſt pouſſé occupe moins d'eſpace ; or dans le friſſon le cœur pouſſe moins de ſang dans les Arteres, & celui qui y paſſe occupe d'autant moins de place, qu'il eſt plus condenſé ; ainſi le Pouls doit être moins élevé, c'eſt-à-dire, plus petit que dans l'état naturel.

Dès que les humeurs, qui ont paſſés dans le ſang, ont été fort affinées par la forte action des gros vaiſſeaux, par la rapidité avec laquelle elles ſont pouſſées à travers les tortuoſités des vaiſſeaux capillairs, & par la fermentation où l'effervеſcence naturelle du ſang, elles y excitent une fermentation, ou effervеſcenſe beaucoup plus grande que celle dont il jouit naturellement ; ainſi ſa chaleur augmente, auſſi-bien que celle de toutes les parties du corps, & le chaud de la Fiévre commence.

La chaleur du ſang & des liqueurs ne peut augmenter qu'elles ne ſoient plus rarefiées, & parconſequent qu'elles n'occupent plus d'eſpace, d'où il ſuit qu'elles gonflent & diſtendent davantage les vaiſſeaux ; ainſi tous les vaiſſeaux ſeront plus dilatés, les battemens des Arteres ſeront plus étendus, & plus élevés, c'eſt-à-dire que le pouls ſera beaucoup plus fort, & que toutes les parties ſolides ſeront plus tendues, & moins ſouples.

L'expérience nous apprend que la fermentation cauſée par le mélange de quelques liqueurs que ce ſoit ne dure qu'un certain tems, après lequel la nature, ou le caractere des parties de ces liqueurs eſt ſi changé, qu'elles ne ſont plus capables de cauſer, ni d'entretenir ce mouvement violent & tumultueux qu'elles ont d'abord produit, & qu'on appelle fermentation, effervеſcence, &c. Par la même raiſon, les levains qui ont cauſés dans le ſang une fermentation vive, n'étant plus capables (après un certain tems) d'y cauſer, ni d'y entretenir le même mouvement, il diminue inſenſiblement juſqu'à ce que la fermentation du ſang ſoit revenue au degré de force qu'elle doit avoir naturellement.

Lorſqu'il n'y a plus d'humeurs ou de levains fiévreux dans les vaiſſeaux, ou lorſqu'il ne s'en dévelope pas une nouvelle quantité, la Fiévre ne reparoît plus. On a donné à ces accès de Fiévre paſſagers, & qui n'ont aucune ſuite le nom de *Fiévre Ephemere*, c'eſt-à-dire, d'une Fiévre qui ne dure qu'un jour, quoiqu'il arrive ſouvent qu'elle continue pendant trente-ſix ou quarante-huit heures.

Lorſqu'au contraire de nouveaux levains ſe dévelopent & paſſent dans le ſang après un certain eſpace de tems, ils le condenſent de nouveau, & cauſent le friſſon qui eſt ſuivi d'une vive chaleur, comme nous venons de l'expliquer; c'eſt-à-dire la Fiévre recommence.

Si ces levains ſont groſſiers, s'ils ſont embarraſſés dans une lymphe crue & fort épaiſſie, il leur faut plus de tems pour ſe déveloper que lorſqu'ils ſont plus déliés, & que la lymphe avec laquelle ils ſont mêlés eſt plus fine; ainſi lorſque la lymphe eſt ſi épaiſſie, qu'il faut un eſpace de quarente-huit heures ou environ pour que de nouveaux levains fiévreux puiſſent ſe déveloper, & paſſer dans le ſang, la Fiévre ne reparoît que deux jours ou environ après qu'elle a ceſſé, & elle eſt *Quarte*.

Si la lymphe eſt moins épaiſſie, & qu'elle permette à ces levains de ſe débarraſſer après vingt-quatre heures de ceſſation de Fiévre, ils produiſent une Fiévre Tierce; ils cauſent des Fiévres Double-Tierces ou Quotidiennes, lorſqu'ils paſſent tous les jours dans le ſang, quelques heures après que l'accès précédent eſt ceſſé. La Fiévre que cauſent les humeurs eſt ſubintrante, lorſqu'elles paſſent dans le ſang preſqu'auſſi-tôt que l'accès précédent eſt fini.

Enfin lorſqu'une nouvelle quantité de levains fiévreux eſt dévelopée & paſſe dans le ſang, avant que la fermentation qui y avoit été excitée soit entierement finie, la Fiévre ne cesse point, elle diminue seulement après que la plus grande partie de ces levains a changé de caractere, & n'est plus capable d'entretenir le même mouvement qu'ils ont d'abord causés.

La fermentation ou l'effervescence qui subsiste encore dans le sang à la fin d'un rédoublement de Fiévre étant encore beaucoup plus grande qu'elle ne l'est dans l'état ordinaire, elle s'oppose plus puissamment à la condensation que cause le mêlange des levains fiévreux avec le sang & les autres liqueurs; ainsi l'abord ou le nouveau mêlange de ces nouveaux levains, ne fait que diminuer la fermentation febrile qui subsistoit encore, & la trop grande raréfaction des liqueurs; mais ils ne peuvent pas les condenser assez considérablement pour causer ce froid qu'on nomme frisson; c'est par cette raison qu'il n'y en a pas dans les Fiévres continues: il est certain cependant que le mêlange de ces nouveaux levains diminue beaucoup la fermentation & la raréfaction du sang & des autres liqueurs; car la chaleur de la peau, la force & l'éévation du pouls diminuent pour lors assez considérablement, & assez subitement, ce qui fait penser à ceux qui ne sont pas Médecins que le Malade est sans Fiévre; mais ceux qui sont versés dans la pratique observent que le pouls est pour lors plus fréquent qu'il ne le seroit, si la diminution de l'élevation de ses battemens dépendoit d'une vraie cessation de la Fiévre: de plus ils remarquent que les urines qui ont été fort colorées pendant tout l'accès, sont devenues en peu de tems claires & lympides, ce qui n'arrive pas lorsque la diminution de la chaleur, & de la force du pouls dépend d'une vraie diminution de Fiévre; dans ces cas les urines ne s'éclaircissent que par dégré, & leur couleur foncée ne diminue pour ainsi-dire que par nuance, de maniere qu'elles ne sont claires & lympides que plusieurs heures après que la Fiévre a tout à fait cessé. Enfin les Malades ne se trouvent pas auſſi bien qu'ils deveroient l'être, ſi le calme du pouls dépendoit d'une vraie ceſſation de la Fiévre, nous les entendons même ſouvent ſe plaindre (dans les momens où la chaleur eſt fort moderée, & le pouls moins elevé) que leurs maux de tête ſont augmentés; ou qu'ils reſſentent plus de douleurs dans les Reins, ou dans dautres parties, &c.

Ce ſont ces ſymptômes ou accidens qui font connoître que la diminution de la chaleur de la peau & la modération du pouls dépendent d'un commencement d'un redoublement de Fiévre; ainſi quoiqu'on trouve à la fin d'un premier accès de Fiévre le pouls moins élevé, & la chaleur de la peau fort médiocre; cependant ſi on obſerve en même tems que les battemens du pouls ſont très-fréquens, que les urines ſont devenues promtement claires, & lympides, que le Malade ne ſe trouve pas bien, que ſes maux de tête, de reins, &c. ſont augmentés, & qu'il eſt fort abbatu, on devra craindre avec raiſon que la modération de la chaleur de la peau, & de la force du pouls ne ſoient le commencement d'un redoublement de Fiévre.

On n'eſt pas long-tems dans l'incertitude, car la peau devient bien-tôt brûlante, & l'élevation & la force des battemens du pouls qui augmente conſidérablement nous aſſurent du redoublement de la Fiévre, & nous font connoître qu'elle eſt continue.

Ces Fiévres ſe diſtinguent en deux claſſes. Nous rangerons dans la premiere celles dans leſquelles il n'y a nul viſcere d'enflammé, nous les appellerons *Fiévres continues ſimples*.

Nous donnerons le nom de *Fiévres inflammatoires* à celles qui ſont accompagnées d'inflammation dans quelqu'un des viſceres, par exemple, dans le Poulmon, le Foye, le Cerveau, les Inteſtins, &c.

L'inflammation des viſceres ſe connoît par le dérangement de leurs fonctions & par le lieu où le Malade reſſent de la douleur.

Par exemple, lorsqu'un Malade attaqué de Fiévre a beaucoup de peine à respirer, qu'il tousse, qu'il crache du sang, qu'il ressent une douleur vive à un des côtés de la Poitrine, &c. Il y a lieu de penser que le poulmon est menacé, ou attaqué d'inflammation.

Si un Malade ayant une douleur vive à la région du foye est jeaune, si les urines sont fort rouges, on doit craindre que l'inflammation n'attaque le foye.

Si le Malade est fort abbatu, ou fort assoupi, s'il rêve, s'il se plaint d'avoir la tête lourde, & pesante ou d'y sentir beaucoup de douleur, on doit apprehender l'inflammation du cerveau.

Enfin si le ventre est fort tendu, & fort douloureux, si le pouls est petit & très-fréquent & la chaleur de la peau ardente, & seche, il y a tout lieu de croire que les intestins sont menacés d'inflammation.

J'ai cru devoir donner d'abord une notion générale des principaux symptomes qui marquent le viscere qui est menacé d'inflammation, afin que les personnes charitables qui ont soin des pauvres, puissent les connoître dès le premier accès, & qu'ils puissent consulter aussi tôt les articles qui leurs marquent la maniere dont ils doivent conduire les Malades attaqués de ces especes de Fiévres.

Après avoir donné aux personnes qui veulent bien avoir soin des pauvres Malades de la Campagne, une idée générale de la cause des Fiévres & de leurs principaux symptômes & de leur retour periodique; il convient de leur marquer la maniere dont ils doivent conduire les Malades dès le premier accès de Fiévre, & avant que le caractere de la Fiévre leur soit connu.

De la maniere dont on doit conduire les Malades pendant leur premier accès de Fiévre.

Dans toutes les maladies de la même espece, les vues générales de curation, (c'est-à-dire de la Methode générale ſelon laquelle on doit les traiter) doivent être les mêmes ; ainſi après avoir établi que toutes les Fiévres étoient cauſées par des humeurs arrêtées dans les glandes, dans les vaiſſeaux lymphatiques capillaires, & dans les premieres voies, il eſt aiſé de concevoir qu'on ne peut eſperer de les guérir qu'en évacuant ces humeurs.

Mais leur évacuation ne ſe peut faire avec ſuccès, 1°. qu'on ne les ait rendues fluides ; 2°. Que les pores des glandes par leſquelles elles doivent s'échapper, ne ſoint ſuffiſamment ouverts ; 3°. Que les vaiſſeaux les plus fins, les glandes & toutes les parties ſolides ſoient aſſez ſouples pour pouvoir ſe dilater, & ſe reſſerrer alternativement, & exprimer pour ainſi-dire par ces mouvemens les liqueurs qui y ſont renfermées.

En effet tout le monde conçoit que les humeurs ne peuvent être évacuées, qu'elles ne ſoient pouſſées ſur l'embouchure des glandes par leſquelles elles doivent s'échapper, & par conſéquent qu'elles ne ſoient devenues fluides.

D'un autre côté il eſt évident que ces humeurs ne peuvent entrer dans les glandes, ni s'en échaper, ſi l'embouchure des glandes par leſquelles ces humeurs doivent ſe filtrer, n'eſt pas ſuffiſamment ouverte, & ſi les vaiſſeaux excretoirs de ces glandes, (c'eſt-à-dire les vaiſſeaux par leſquels l'humeur filtrée doit s'écouler) ſont trop comprimés & trop retrecis.

Enfin l'on ſçait que ſi les parois des glandes, & des vaiſſeaux ne peuvent ſe dilater alternativement pour preſſer & pouſſer par des contractions réiterées les liqueurs qui y ſont contenues, elles ne pourront les traverſer.

On ne doit donc jamais tenter de procurer aucune évacuation, 1°. que l'on n'ait rendu fluide l'humeur qu'on veut évacuer. 2°. Que les embouchures des glandes & des vaiſſeaux par leſquels l'humeur doit s'écouler, ne ſoient ſuffiſament ouverts. 3°. Que les parties solides, c'est-à-dire, les parois des glandes & des vaisseaux ne puissent se dilater & se contracter aisément, & qu'elles ne jouissent de ce qu'on appelle leur jeu de ressort.

Rien ne peut donner d'abord plus de fluidité aux liqueurs que la diette & une ample boisson ; ainsi dès qu'un Malade sera attaqué d'un frisson, on supprimera toute nourriture.

Dès qu'il sera passé, on commencera à faire boire souvent au Malade de la tisanne marquée à la fin de ce Mémoire, il ne faut point le faire boire pendant le frisson, parce qu'on le rend plus long ou plus fort ; cependant si l'altération qui tourmente pour lors fort souvent les Malades est si forte qu'ils ne puissent s'empêcher de boire, il faut que leur boisson soit fort chaude.

La diette doit être très-severe, on doit laisser passer le premier accès sans donner de bouillon au Malade, à moins qu'il ne dure plus de vingt-quatre heures, parce qu'il y a lieu de penser que le Malade a pris précedemment des alimens solides qui n'ont pu être bien digerés, c'est par la diete, & la grande boisson qu'on peut commencer à donner de la fluidité aux humeurs.

Dès que la chaleur qui suit le frisson, la force & l'élévation des battemens du pouls nous ont fait connoître que le sang fermente vivement, & que toutes les liqueurs sont fort raréfiées, nous sommes certains que tous les vaisseaux sont fort gonflés ; nous pouvons même juger du dégré du gonflement des vaisseaux, par la force & l'élévation plus ou moins grande des battemens du pouls.

Tout le monde sçait qu'un tuyau souple & flexible perd sa souplesse dès qu'il est rempli par quelque liqueur, & qu'il est d'autant moins souple qu'il est plus rempli, & plus distendu par la liqueur qu'il renferme : il en est de même des vaisseaux de notre corps, ils sont d'autant moins souples & flexibles, qu'ils sont plus gonflés par la quantité ou par la raréfaction de la liqueur qu'ils renferment; or comme toutes les parties solides ne sont qu'un assemblage, ou un tissu de veisseaux, il est certain qu'elles seront d'autant plus roides & tendues que les vaisseaux seront plus gonflés par la raréfaction du sang & des autres liqueurs; d'où il suit que ces parties ne pourront se contracter, & se resserrer aussi librement qu'elles le faisoient, & qu'il est nécessaire pour que les liqueurs puissent circuler aisément dans les vaisseaux capillairs & sur-tout dans les capillairs lymphatiques.

Le gonflement trop grand des vaisseaux, & sur-tout des vaisseaux sanguins, cause encore un autre dérangement considérable qui est l'interruption, ou la grande diminution de toutes les sécrétions, c'est-à-dire, de toutes les évacuations qui se font par les différentes glandes du corps: en effet les vaisseaux & sur-tout les vaisseaux sanguins ne peuvent être plus gonflés & plus distendus qu'ils ne pressent davantage les glandes qu'ils entourent, & par consequent qu'ils ne retrécissent l'ouverture ou l'embouchure de ces glandes, & la cavité de leurs vaisseaux excretoires, c'est-à-dire, des vaisseaux par lesquels l'humeur filtrée doit s'échapper.

Dès que louverture de ces glandes est retrécie, les humeurs que le sang y porte ne peuvent plus s'y filtrer; d'ailleurs dès que les vaisseaux secretoirs sont pressés, & retrécis, les humeurs qui ont passé dans ces glandes ne peuvent s'en échapper, & s'évacuer; ainsi toutes les secrétions sont interrompues ou fort diminuées dès que les vaisseaux sont fort gonflés & tendus; c'est par cette raison que les Malades ne suent point pendant le fort de la Fiévre, qu'ils urinent peu, & que le ventre est resserré.

Enfin lorsque la raréfaction des liqueurs gonfle considérablement les vaisseaux, on doit craindre que les plus foibles tels que sont les capillairs ne soient rompus, & qu'il n'arrive une hémorragie.

On ne peut diminuer la roideur, & la tension des parties solides, rétablir & soutenir les secrétions, & prévenir les hémoragies, qu'en diminuant promtement le gonflement trop considérable des vaisseaux, & sur-tout des vaisseaux sanguins. Pour y réussir il faut évacuer promment une partie des liqueurs qui les gonflent. La saignée étant le seul remede qui puisse produire cet effet salutaire, on doit saigner les Malades dès que la chaleur de la peau, la force & l'élévation des battemens du pouls nous font conoître que les liqueurs sont fort raréfiées & que les vaisseaux sont fort gonflés.

On ne doit point saigner les Malades dans le frisson, & avant que la chaleur de la peau soit un peu considérable. 1°. Parce que pour lors les vaisseaux ne sont pas trop gonflés. 2°. Parce que les liqueurs étant condensées & coulans lentement, les Malades tomberoient en foiblesse avant qu'on eût pu leur tirer une quantité de sang suffisante pour prévenir le trop grand gonflement futur des vaisseaux. On ne doit pas non plus attendre la fin du redoublement pour saigner. 1°. Parce que le Malade étant fort abbattu par le redoublement, ne pourroit peut-être soutenir la saignée aussi grande qu'elle doit être. 2o. Parce qu'on interromperoit la sueur qui survient pour lors, il faudra donc, autant qu'on le pourra, saigner dans le commencement ou dans le fort du redoublement d'autant plus que le Malade est pour lors plus en état de soutenir une suffisante évacuation de sang, & qu'outre cela cette saignée diminue ordinairement la violence & la durée de l'accès ou du redoblement de la Fiévre.

La tension des parties solides étant d'autant plus grande que la Fiévre est plus vive, & d'autant plus fâcheuse qu'elle dure plus long-tems, les sécrétions sont d'autant plus diminuées que la Fiévre est plus grande ou dure plus long-tems; ainsi les saignées doivent être d'autant plus amples que la Fiévre est plus forte, & elles doivent être réiterées d'autant plus de fois, que l'accès eſt plus long; on aura cependant l'attention de laiſſer huit ou dix heures d'intervalle entre les ſaignées, à moins que le premier accès ne fût extrêmement violent, ou qu'il ne fût accompagné de quelques ſymptômes qui fiſſent craindre une inflammation dans quelques uns des viſceres. Pour lors on fera les premieres ſaignées à quatre ou cinq ou ſix heures d'intervalle l'une de l'autre ſuivant la violence des accidens.

On ſaigne du bras lorſque la Fiévre n'eſt accompagnée d'aucun accident, ou lorſque ces accidens menacent le poulmon, le foye, les inteſtins, les reins ou autres viſceres du bas-ventre ; mais ſi ces accidens menacent la tête, par exemple, ſi le Malade ſe plaint d'une grande douleur de tête, s'il eſt dès le commencement fort accablé, ou fort aſſoupi, s'il rêve, on le ſaignera du pied.

Quand même on ne remarqueroit dans les Malades aucuns de ces accidens, cependant s'il y a beaucoup de Fiévres inflammatoires du cerveau, ou de Fiévres malignes dans les lieux où ſont les Malades ou dans les environs, il faudra toujours commencer à ſaigner les Malades du pied dès le premier accès parce que l'expérience nous apprend

1°. Que preſque toutes les Fiévres qui ſurviennent dans les lieux infectés de ces ſortes de Fiévres, ſont preſque toutes de la même eſpece.

2°. Parce qu'il n'y a nul inconvénient à ſaigner d'abord du pied les Malades attaqués de Fiévres Intermittentes ou de Fiévres ſimplement Continues.

3°. Parce que les engorgemens des vaiſſeaux ne ſe font quelque fois que le ſecond, ou le troiſiéme jour de la maladie, & qu'il eſt plus ſage de les prévenir que d'attendre qu'ils ſoient formés, le ſuccès des ſaignées n'étant plus pour lors ſi certain.

Lorſqu'une fille ou une femme qui eſt ſur la fin de ſes regles eſt attaquée de Fiévre, on la ſaignera du pied ſuppoſé

ſuppoſé que la Fiévre ſoit vive, quoiqu'elle n'ait nul mal de tête.

Lorſque ces Malades ſont dans le commencement ou dans le fort de leurs regles, & que la Fiévre en a interrompu le cours, il faut les ſaigner du pied, quand même la Fiévre ne feroit pas forte.

Quoique la Fiévre n'interrompe pas le cours des regles, cependant on ſaignera la Malade du pied, ſi la Fiévre eſt vive, ou ſi elle eſt accompagnée d'un grand mal de tête ou de beaucoup de peine à reſpirer, &c. Mais ſi la Fiévre eſt médiocre, s'il n'y a aucun accident, & ſi les regles continuent à couler ſuffiſamment, on ſuſpendra la ſaignée juſqu'à ce qu'on ſoit inſtruit du caractere de la Fiévre; car ſi elle eſt continue ou inflammatoire il faudra ſaigner la Malade du pied; mais ſi elle eſt intermittente & médiocre, on pourra différer la ſaignée juſqu'à ce que les regles ſoient finies en tenant la Malade à une diette très-exacte.

Il eſt très-utile de faire prendre aux Malades pendant le cours de ce premier accès deux ou trois lavemens d'eau ſimple afin de débarraſſer les inteſtins des matieres qui y ſéjournent. Une ou deux heures après que le premier accès ſera fini, ou lorſqu'il ſera fort diminué, on donnera aux Malades un lavement purgatif pour évacuer les matieres que les lavemens d'eau auront détrempées, ou qu'ils n'auront pu entraîner.

On commencera auſſi à donner aux Malades un bouillon dès que cet accès ſera fini ou fort diminué, on fera les bouillons comme il eſt marqué à la fin de ce Mémoire : on continuera à leur en donner un de quatre heures en quatre heures, ayant toujours ſoin de les faire boire très-ſouvent dans l'intervalle : on obſervera ce regime juſqu'à ce que la ceſſation de la Fiévre ou ſon augmentation faſſe connoître. 1°. Si cette Fiévre eſt Continue ou Intermittente. 2° Quelle eſt l'eſpece de Fiévre Intermittente qu'on a à traiter.

Si la Fiévre eſt Continue, c'eſt-à-dire, ſi elle

redouble avant que l'accès ait cessé entierement, on conduira le Malade comme il est marqué dans le Memoire des Fiévres Continues.

Quoique la Fiévre soit Intermittente, c'est-à-dire, quoiqu'elle cesse, & que le Malade en soit parfaitement quitte après un certain espace de tems on ne doit point cependant changer le regime, & on ne doit point permettre au Malade de prendre des alimens solides, qu'on ne sçache quel est le jour que la Fiévre doit revenir, c'est-à-dire qu'elle est l'espece de Fiévre Intemittente, dont le Malade est attaqué; par exemple, supposons qu'un Malade ait été attaqué le Dimanche matin d'un accès de Fiévre qui ait duré jusqu'au soir, & que le lendemain il ne sente aucun accident ni aucun dérangement, de sorte qu'il se croye dans une santé parfaite, on ne doit pas hazarder de lui donner le lundi des alimens solides dans la crainte qu'un accès de Fiévre ne reparoisse dans la journée, comme il arriveroit si la Fiévre étoit Double Tierce; car les alimens solides se digerent mal dans un corps plein de levains fiévreux, le chyle qui en resulte est d'un mauvais caractere, il forme de nouveaux levains, il donne plus d'épaississement à toutes les liqueurs & allonge par consequent la maladie.

Si malheureusement l'accès de fiévre commençoit pendant que les alimens sont encore dans l'estomach, la digestion seroit encore plus dérangée, cet accès seroit plus long & plus fort, il seroit accompagné d'angoisses, de maux de cœur & de vomissement sur-tout dans le frisson, le mal de tête seroit plus violent, la chaleur plus seche, plus ardente, plus insupportable; la même raison doit empêcher d'en donner le mardi, puisque la Fiévre doit revenir ce jour même, si elle est *Tierce*; elle paroît le mercredi si elle est *Quarte*, ainsi on ne doit pas non plus donner ce jour-là des nourritures solides.

La même incertitude sur le tems du retour de la Fiévre doit empêcher de purger le Malade, parce que si l'accès commençoit avant que l'effet du purgatif fût fini, il l'arrêteroit & rendroit ce remede inutile. Si l'accès de Fiévre paroissoit peu de tems après qu'on auroit pris le purgatif, non-seulement ce remede ne produiroit aucune évacuation salutaire, mais de plus il causeroit des irritations, des angoisses, ou des maux de cœur, ou des coliques, &c. Enfin cet accès seroit beaucoup plus long, plus fort & plus douloureux; ainsi il seroit imprudent de purger le Malade ni de lui permettre de prendre des alimens solides avant qu'on connoisse l'espece de Fiévre Intermittente dont il est attaqué.

Le tems qu'il reste dans le regime n'est pas perdu, on détrempe pendant cet intervalle les humeurs, on débarrasse les glandes & on dispose par consequent le Malade à une évacuation d'autant plus complette, & d'autant plus salutaire, que les humeurs sont plus fluides & que les parties solides sont plus souples & plus dégorgées; ainsi les seuls remedes qu'on doive ajouter à la diette marquée (jusqu'à ce que l'espece de Fiévre soit connue) sont les lavemens. Le Malade en prendra deux dans les jours qu'il n'a point de Fiévre, & on en rendra un purgatif pour débarrasser les glandes intestinales & faciliter l'effet du prochain purgatif.

Les accès ou redoublemens de Fiévre se terminent ordinairement par une sueure considérable, & les personnes de la campagne sont dans l'habitude de couvrir beaucoup les Malades dès qu'ils commencent à suer, d'augmenter la chaleur de la chambre, de fermer exactement les rideaux du lit, & de donner au Malade du vin ou d'autre liqueurs spiritueuses dans l'idée de provoquer de grandes évacuations par les sueures; cette pratique est pernicieuse, car on n'évacue point par ce moyen les levains fiévreux, mais on épuise beaucoup les forces du Malade, on enleve au sang & à toutes les liqueurs cette partie séreuse qui leurs est si néceſsaire pour entretenir leur fluidité, leur circulation & leur ſécrétions ; car les humeurs épaiſſies par l'évaporation pour ainſi-dire de leur ſérosité, ne peuvent plus couler facilement dans les vaiſſeaux capillairs & ſur-tout dans les capillairs l'ymphatiques, ainſi elles s'y arrêtent & forment des embarras dans différentes parties. Les humeurs dépouillées de leur ſéroſité ne peuvent ſe filtrer par leurs glandes ni s'évacuer, ainſi le ſang ſe trouve plus ſurchargé de ces humeurs nuiſibles ; enfin la chaleur trop grande, le vin ou d'autres liqueurs ſpiritueuſes augmentans conſidérablement la fermentation febrile qui ſubſiſte dans les liqueurs & les raréfiant prodigieuſement, le ſang creve ſes vaiſſeaux, ou fait irruption dans ſes vaiſſeaux lymphatiques, ce qui produit des hemorragies ou des inflammations dangereuſes, comme l'expérience le confirme, car elle nous apprend que des Fiévres Intermittentes deviennent quelquefois continues, & que des Fiévres continues ſimples deviennent ſouvent inflammatoires par cette funeſte conduite.

Il faut donc avoir pour regle générale, 1°. De ne pas plus couvrir les Malades lorſqu'ils ſuent, qu'ils ne l'étoient auparavant, à moins qu'ils ne reſſentent du froid.

2°. On doit éviter que l'air de la chambre ne ſoit trop chaud, il ſuffit qu'il ſoit temperé.

3°. Il faut ouvrir de tems en tems les rideaux du lit & y faire entrer un air nouveau pour chaſſer celui qui eſt infecté par la tranſpiration du Malade qu'il ne doit pas reſpirer, enfin il faut bannir la boiſſon de toutes les liqueurs ſpiritueuſes qui ne peuvent qu'augmenter conſidérablement la fermentation & la raréfaction déja trop grandes de toutes les liqueurs.

La différence qu'il y a entre une Fiévre continue & une Fiévre Intermittente eſt ſi conſidérable, que la Methode ſelon laquelle on doit les traiter doit être fort différente ; ainſi on ne ſera pas étonné de voir ces Methodes faire des articles ſéparés ; mais comme les Fiévres intermittentes ne différent ordinairement entre elles que par la durée plus ou moins longue de l'intervalle qui eſt entre chaque accès, la conduite qu'on doit tenir pour les guérir, eſt à peu près la même à quelque différence près, & la Methode ſelon laquelle on doit traiter ces Fiévres pourroit être preſcrite dans un même article, en marquant ſeulement les tems différens dans leſquels on doit placer les purgatifs & autres remedes ; cependant ces Mémoires étant faits pour des perſonnes qui n'ont nulle connoiſſance des principes de la Médecine, nous ferons un article ſéparé pour chaque eſpece de Fiévre Intermittente, dans la crainte que ces perſonnes ne confondent ou ne conçoivent pas clairement les legers changemens qu'il y a à faire dans le traitement de ces différentes Fiévres; car il faudroit, pour ainſi-dire, pouvoir leurs marquer les heures auſquelles ils doivent donner chaque remede, depeur que la moindre incertitude ne les faſſe demeurer dans l'inaction, lorſqu'il eſt néceſſaire d'agir : outre cela, il leur ſeroit fort incommode de lire & relire tout un Mémoire pour trouver la maniere de traiter l'eſpece de Fiévre qui ſe préſenteroit, au lieu qu'en les mettant par articles ſéparés, ils trouveront d'abord dans chaque article la conduite qu'ils doivent tenir.

De la Fiévre Subintrante.

Si le Malade reſſent un friſſon très-peu de tems après que le premier accès eſt paſſé, ou s'il bâille ſouvent, ou s'il s'étend, ou ſi ſon pouls devient concentré, c'eſt-à-dire, plus petit & plus fréquent que dans l'état naturel, ou ſi les urines deviennent tout d'un coup claires & lympides, pour lors il ſera certain qu'un nouvel accés de Fiévre va paroître ; & comme il commence preſque auſſi-tôt que le précédent finit, cette Fiévre ſera celle qu'on nomme *Subintrante* : quoiqu'elle ſoit placée dans la Claſſe des Fiévre Intermittentes, cependant comme l'intervalle qui eſt entre chaque accès eſt très-court, elle doit être traitée comme les Fiévres continues ſimples, ainſi nous n'en ferons pas un article ſéparé.

Curation des Fievres Quotidiennes & Double-Tierces, ou Methode ſelon laquelle on doit traiter ces eſpeces de Fiévres.

Lorſque les Malades ſe ſentent attaqués de friſſon de bâillemens, &c. quelques heures après que le premier accès eſt fini; la fiévre dont il eſt attaqué eſt quotidienne ou double tierce, Si ce ſecond accès de fiévre eſt violent & accompagné d'un grand mal de tête, &c. on fera encore ſaigner le Malade, & même on réitérera la ſaignée, ſi la violence ou la durée de l'accès, ou la grandeur des accidens le demandent. Si l'accès n'eſt pas conſidérable, on ne le ſaignera pas, ſur tout s'il l'a été plus d'une fois dans le premier accès, & on ſe contentera de le faire boire ſouvent, de lui faire prendre un bouillon de quatre heures en quatre heures, & de lui faire donner pendant cet accès un ou deux lavemens d'eau.

Nous avons dis qu'on ne pouvoit guérir les fiévres, qu'en évacuant les humeurs qui les cauſent, mais qu'on ne devoit jamais tenter leurs évacuations, 1°. qu'on n'eût rendu les humeurs fluides, 2°. que les embouchures des glandes & la cavité de leurs vaiſſeaux excretoires ne fuſſent bien ouverts, 3°. que les parois des vaiſſeaux ne fuſſent ſouples, & que le jeu de leur reſſort ne fût rétabli.

La diette qu'obſervent les Malades pendant les deux ou trois premiers jours de cette eſpece de fiévre, la grande boiſſon & les lavemens ſuffiſent ordinairement pour donner aſſez de fluidité à une partie des humeurs pour qu'elle ſoit en état d'être évacuée.

D'un autre côté, comme dans cette eſpece de fiévre les parties ſolides reviennent dans leur état naturel après que l'accès eſt entiérement ceſſé, elles ſont ſouples, & les glandes ſont libres & ſuffiſamment ouvertes; ainſi rien ne s'oppoſe de la part des parties ſolides à l'évacuation des humeurs fondues & devenues fluides. On doit donc placer un Purgatif à la fin du ſecond ou du troiſiéme accès de fiévre, ſuppoſé que le Malade ait fait diette, & ait été ſuffiſament détrempé & ſaigné dans les accès précédens, cependant avant d'ordonner le purgatif, il faut examiner la durée de l'intervalle qui eſt entre les accès, parce qu'il faut qu'il ſoit aſſez long pour que l'effet du purgatif ſoit fini avant que l'aure accès recommence; ainſi ſi l'intervalle qui eſt entre les accès de cette fiévre eſt très-court; par exemple, s'il ne dure que deux ou trois heures, il faut ſuſpendre le purgatif; on s'en tiendra pour lors à une diette ſévere, à une boiſſon abondante, à l'uſage des lavemens d'eau & à des lavemens purgatifs, on réiterera les ſaignées autant que la violence de la fiévre & la longueur des accès le demanderont, & que les forces du malade le permettront; on continuera ce regime juſqu'à ce qu'il ait rendu plus long l'intervalle qui doit être entre chaque accès. ce qui arrive aſſez ordinairement après le quatriéme ou le cinquiéme accès.

Lorſque cet intervalle ſera de cinq ou ſix heures, pour lors on poura donner au Malade de la poudre vomitive ou un autre vomitif, parce que l'effet des vomitifs eſt preſque fini en trois ou quatre heures; on lui fera prendre ce reméde preſqu'auſſi-tôt que l'accès eſt ceſſé afin que ſon effet ſoit fini avant que l'autre accès recommence, il en prendra une doſe convenable à ſon âge & à ſon temperament comme il eſt marqué dans le Mémoire de ſon uſage.

Il eſt en général plus utile de commencer à purger les Malades attaqués de fiévre, avec un vomitif qu'avec un ſimple purgatif, car le premier évacue plus ſurement la ſaumure glaireuſe dont les glandes de l'eſtomach ſont ordinairement farcies, & la guériſon en eſt plus prompte ; ſi le Malade a vomi dans le friſſon ou dans le chaud de l'accès précédent, s'il a rendu des vers ou par haut ou par bas, pour lors le vomitif devient encore plus néceſſaire.

Lorſque l'intervalle du tems qui eſt entre les accès de fiévre eſt de huit ou dix heures, ou ſi le Malade a une deſcente, ou s'il n'y a nulle indication qui demande un vomitif, on peut s'en tenir à un ſimple purgatif ; ainſi on donnera au Malade une doſe convenable de la poudre fébrifuge purgative, ſelon le Mémoire de ſon uſage. Si ce Malade eſt d'un tempérament très-foible, s'il a craché quelquefois du ſang, s'il a une toux ſeche ; s'il a la poitrine très-délicate, on lui donnera une doſe des pilules purgatives univerſelles au lieu de la poudre fébrifuge purgative : on aura toujours l'attention de placer les purgatifs peu de tems après la fin de l accès, afin que leur effet ſoit fini avant qu'un nouvel accès recommence.

Si l'accès ſuivant eſt violent, s'il eſt accompagné de grands maux de reins, on ſaignera le Malade dans le fort de l'accès, comme je l'ai marqué, & s'il ſentoit des battemens conſidérables & douloureux à la tête, on feroit la ſaignée au pied plûtôt qu'au bras.

Si au contraire le Malade ne reſſent aucun de ces accidens & que l'accès ne ſoit pas violent, on le laiſſera paſſer en le faiſant boire beaucoup, &c. On ſe conduira de même pendant l'accès ſuivant, c'eſt-à-dire qu'on ſe contentera de tenir le Malade au regime, à une ample boiſſon & à l'uſage des lavemens d'eau. Dans l'intervalle des accès on donnera au Malade un lavement purgatif.

On repurgera le Malade deux jours après qu'il l'aura été ; avec une priſe de la poudre febrifuge ou des pilules purgatives univerſelles, comme nous venons de le marquer, il en prendra les doses convenables à son âge & à son temperament, comme il est prescrit dans le Mémoire de leur usage.

Comme dans les fiévres doubles tierces il y a un accès plus fort & un plus foible ou moins long, on doit placer le purgatif à la fin de l'accès le plus foible (lorsqu'on le peut) parce que le Malade est moins abbatu, & qu'on peut diminuer par l'évacuation la violence de celui qui doit survenir.

Quoique deux ou trois prises de la poudre fébrifuge placées de deux jours l'un, comme il est marqué, enlevent ordinairement les fiévres quotidiennes ou double-tierces, cependant l'on doit repurger le Malade avec la même poudre trois ou quatre jours après que la fiévre a cessé.

Si la fiévre ne cessoit pas après la troisiéme prise de cette poudre, on en donneroit une quatriéme & méme une cinquiéme prise de la même maniere.

Dans les intervalles on se conduira comme il est marqué, c'est-à-dire qu'on fera toujours boire le malade fort souvent, qu'on lui donnera des lavemens d'eau pendant les accès, qu'on lui en donnera de purgatifs après que les accès seront finis, &c. & qu'on ne le nourrira que de bouillons parce que la fiévre lui revient tous les jours.

Si la fiévre n'étoit pas guérie parfaitement après quatre ou cinq prises de la poudre fébrifuge, pour lors, on mettroit le Malade à l'usage de de l'opiat fébrifuge décrite à la fin de ce Mémoire.

Curation des Fiévres Tierces.

Dans cette fiévre le second accès paroît vingt-quatre heures ou environ après que le précédent a fini. Il commence ordinairement comme le premier, par un frisson ou des lassitudes, &c. cet état est bientôt suivi d'une chaleur vive comme le précédent.

Si cette chaleur est considérable, si les battemens du pouls sont fort, si l'artere paroît dure & tendu, s'il se plaint de grande douleur dans les reins ou dans les membres, &c. on le resaignera dans le fort de ce second accès.

Quoique dans cette espece de fiévre le délire, l'assoupissement &c. qui paroissent dans le fort de l'accès, n'aient pas ordinairement de suites fâcheuses, il est cependant plus prudent de saigner du pied dès que la tête est douloureuse ou embarrassée, d'autant plus qu'on soulage plus promptement & plus surement le Malade; mais lorsqu'il n'y a nul embarras ni douleur vive à la tête, il vaut mieux saigner du bras.

Si au contraire la fiévre n'est pas violente, si le Malade n'a aucun des accidens marqués ci-dessus, & qu'il ait été saigné plus d'une fois dans l'accès précédent; s'il est foible & abbatu; s'il a été mal nouri, on pourra se dispenser de le faire resaigner; pendant cet accès il prendra du bouillon de quatre heures en quatre heures, il boira souvent de la tisane, & on lui donnera des lavemens d'eau.

L'intervalle qui est entre les accès des fiévres étant assez long, il n'est pas nécessaire de placer le purgatif presque'aussi-tôt que l'accès est fini, on se contentera de donner au Malade un lavement purgatif deux heures après la fin de l'accès, ensuite on le laissera reposer & reprendre des forces pendant huit ou dix heures en lui donnant du bouillon, & en le faisant boire souvent.

Après qu'il se sera reposé pendant le tems marqué, on lui fera prendre une dose convenable de la poudre vomitive selon le Mémoire de son usage. Si le Malade est foible & délicat, s'il est sujet à des crachemens de sang, ou à des toux séches, à une descente, ou si la Malade est grosse, pour lors on purgera ou avec la poudre fébrifuge purgative, ou avec les pilules universelles qui sont encore plus douces selon le Mémoire de leur usage.

Le Malade ne vivra ce jour-là que de bouillon, & on le fera boire souvent, on lui donnera un lavement d'eau une ou deux heures avant que l'accès suivant doive reparoître; pendant le cours de ce troisiéme accès, on fera observer au Malade la même conduite qu'il aura tenue dans le second, deux heures après qu'il sera fini on lui donnera un lavement purgatif, & huit ou dix heures après on repurgera le Malade avec une dose convenable de poudre fébrifuge, ou de pilules purgatives universelles, ayant toujours l'attention de placer le purgatif assez-tôt pour que son effet puisse être fini quelques heures avant que l'autre accès doive reparoître.

On continuera la même conduite, c'est-à-dire, qu'on continuera à purger le Malade de deux jours l'un en plaçant le purgatif dans les tems où il ne doit point avoir de fiévre, jusqu'à ce qu'il soit guéri. Les Malades le sont assez souvent après la troisiéme prise de la poudre fébrifuge purgative : en ce cas on doit avoir l'attention de les repurger encore quatre ou cinq jours après que la fiévre est finie.

Si les trois prises de Poudre fébrifuge n'emportent pas la fiévre, on en donnera une quatriéme & même une cinquiéme dans les tems qu'il ne doit point avoir de fiévre, comme nous l'avons dit. Si ces cinq prises de Poudre ne faisoient pas cesser la fiévre, pour lors il faudroit avoir recours à l'Opiat de Kinkina marqué à la fin de ce Mémoire que l'on donneroit comme il est marqué.

Après que le Malade aura été purgé deux fois soit avec la poudre vomitive, ou avec la poudre fébrifuge, ou avec les pilules purgatives universelles, on pourra lui donner un ou deux potages dans les jours où il ne doit point avoir de fiévre pour soutenir ses forces; mais on ne lui en donnera pas les jours que la fiévre doit venir.

Curation des Fiévres Quartes & Double-Quartes.

Lorſque le ſecond accès de fiévre ne paroît que quarante-huit heures ou environ après que le premier eſt fini, nous ſçavons que la fiévre eſt quarte; pour lors on doit laiſſer paſſer le friſſon comme nous l'avons dit, & obſerver enſuite le degré de la chaleur & de l'ardeur de la peau, la force & la fréquence du pouls, &c. Si ces accidens ſont conſidérables, on ſaignera le Malade, on fera la ſaignée à un des pieds, s'il eſt aſſoupi, s'il rêve, ou s'il ſe plaint d'une grande douleur de tête; ſi l'on n'obſerve aucun de ces accidens, on fera la ſaignée au bras. Si ce ſecond accès de fiévre eſt fort long, & fort violent, ou ſi le Malade n'a pas été ſaigné pendant le premier accès, on fera une ſeconde ſaigné huit ou dix heures après la premiere; ſi au contraire l'accès n'eſt pas long on ſe contentera d'une ſaignée: enfin le Malade ne ſera pas ſaigné pendant ce ſecond accès s'il n'eſt pas violent, s'il n'y a nul mal de tête, ou autre accident, & ſi le Malade a été ſaigné pluſieurs fois dans l'accès précédent, ou qu'il ait été mal nouri, ou qu'il ſoit foible ou abbatu.

Deux heures après que le ſecond accès ſera fini, on donnera au Malade un lavement purgatif, on continuera à lui donner des bouillons de quatre heures en quatre heures, & on lui fera boire ſouvent de la tiſane, on fera fondre ſi on peut dans chaque pinte de tiſane deux gros de Sel admirable de Glaubert, afin de diviſer les humeurs: on continuera ce regime pendant tout le jour qui ſuit l'accès, en donnant au malade pendant ce tems deux lavemens à huit ou dix heures de diſtance l'un de l'autre: on en rendra un des deux purgatif.

Le lendemain, c'eſt-à dire, la veille du jour où le troiſiéme accès de fiévre doit venir, on purgera le malade avec une priſe de la poudre vomitive convenabe à ſon âge, à ſes forces, &c. ſuppoſé que la foibleſſe de ſon tempérament, ou la délicateſſe de ſa poitrine, ou une deſcente, ou quelque autre accident n'en interdiſe pas l'uſage. On obſervera pendant l'effet de ce remede les précautions marquées dans le Mémoire de l'uſage de cette poudre. Si le vomitif eſt interdit par quelque raiſon, on ſe ſervira de la poudre fébrifuge, ou des pilules univerſelles.

Si le troiſiéme accès qui revient le lendemain eſt fort violent, on ſaignera encore le malade dans le fort de l'accès ,. ſoit du bras, ſoit du pied ſuivant l'indication, & on lui donnera un lavement purgatif deux heures après qu'il ſera fini : huit ou dix heures après, c'eſt-à-dire, le lendemain de ce troiſiéme accès, on purgera le malade avec une priſe de la poudre fébrifuge purgative. Pendant la journée il ne vivra que de bouillons, & il boira beaucoup de tiſane.

Si cette poudre ne cauſe pas de trop grandes évacuations, ou que le malade ne ſoit pas trop abbatu, on pourra le repurger encore dès le lendemain avec la même poudre : ſi au contraire les évacuations ont été fort abondantes, ou ſi le malade eſt affoibli, on le tiendra le lendemain au bouillon, à la boiſſon, & on lui donnera deux lavemens dont un des deux ſera purgatif.

On laiſſera paſſer le quatriéme accè s ſans ſaigner le malade, à moins que l'accès ne fût très-violent, ou que le malade n'eût un mal de tête inſupportable, ou quelqu'autre accident.

Deux ou trois heures après que cet accès ſera fini, on donnera au malade un lavement purgatif, & dix ou douze heures après ou environ, on le purgera avec une priſe de poudre fébrifuge purgative, ou avec les pilules univerſelles : on le purgera (de trois jours l'un) avec ces mêmes purgatifs quatre, cinq ou ſix fois, ſuppoſé que la fiévre ne finiſſe pas plûtôt ; on pourra cependant purger le malade deux jours de ſuite entre les accès comme nous l'avons dit, supposé qu'il ne soit pas trop affoibli & trop abbatu par la purgation précédente. Pendant les jours qu'il n'aura point de fiévre, on le nourrira de bouillon, & on observera le regime marqué ci-dessus ; on pourra cependant lui donner un ou deux potages après qu'il aura été purgé deux fois, en plaçant ces nourritures dans les jours qu'il n'aura pas de fiévre.

Des Fiévres Double-Quartes.

Les fiévres double-quartes doivent être traitées de la même maniere : on met d'abord le malade au bouillon, à une grande boisson, & on lui donne un lavement purgatif deux heures après que l'accès est fini : on réitere la saignée dans le second accès, supposé qu'il soit violent ; on fait les saignées du bras ou du pied suivant les accidens.

On purge le malade le lendemain du second accès, supposé qu'il ait été saigné & bien détrempé par la diette & par la boisson, car ces précautions doivent toujours précéder les purgatifs : on lui donnera la poudre vomitive, s'il n'y a nul accident qui en interdise l'usage : s'il y en a on mettra en usage la poudre fébrifuge, ou les pilules purgatives universelles, on observera de placer les purgatifs dans les jours qu'il ne doit pas avoir de fiévre.

Lorsque le malade aura de la fiévre, on se contentera de le faire boire souvent, on le fera saigner toutes les fois que les maux de tête, ou la violence de la fiévre le demanderont, on lui donnera un lavement purgatif deux heures après la fin de chaque accès.

Le malade sera purgé quatre ou cinq fois avec la poudre fébrifuge purgative, supposé que la fiévre ne céde pas plûtôt : on la fera prendre, comme nous l'avons dit, dans les jours qu'il n'a point de fiévre : si le malade eſt guéri par l'uſage de cette poudre, on lui en donnera encore une priſe trois ou quatre jours après que la fiévre ſera ceſſée.

Comme les fiévres quartes, & double-quartes ſont ſouvent accompagnées d'obſtructions invétérées dans les glandes lymphatiques du bas ventre, ou dans les glandes du foie, elles ne cédent point quelquefois à l'uſage de cette poudre, pour lors on aura recours à l'uſage des Opiats fébrifuges décrits ci-après, qu'on donnera comme il eſt marqué.

Lorſqu'on n'a pas vu le malade dans les premiers accès, il faut lui faire obſerver d'abord une diette très-ſévere, lui faire deux ſaignées dans l'accès qui paroît, le faire boire beaucoup, & lui donner des lavemens : dès qu'il aura été bien détrempé on le purgera, & on placera le purgatif dans le jour qu'il ne doit point avoir de fiévre : on réitérera la ſaignée dans l'accès ſuivant ſi la fiévre eſt vive, & on ſuivera la Méthode preſcrite ci deſſus pour les fiévres quartes.

Maniere de faire les Bouillons.

Prenez trois livres de ruelle de veau, la moitié d'une volaille écorchée, faites bouillir le tout dans un pot de terre avec trois pintes d'eau (meſure de Paris,) c'eſt-à-dire ſix livres d'eau réduites à quatre livres qui font deux pintes pour cinq ou ſix bouillons.

Bouillons pour les Pauvres.

Les Bouillons pour les Pauvres ſeront faits avec le Poulmon de veau ou de mouton, ou les iſſues, c'eſt-à-dire les extrémités de veau ou de mouton bouillies dans de l'eau.

Bouillons pour les Malades qui ſont dans une extrême miſere.

Prez un demi-qarteron ou tout au plus un quarteron de Beure frais, & à ſon défaut du beure ſalé qu'on aura fait déſaler dans l'eau, faites-le rouſſir dans une poële ou poëlon bien écuré, enſuite vous y ajouterez peu-à-peu un quarteron de fleurs de farine, ou de Ris en poudre, remuez bien le tout avec une cuillere de bois, juſqu'à ce que la farine, ou le ris ſoient rouſſis, & bien cuits, enſuite vous verſerez deſſus deux pintes d'eau bouillante (meſure de Paris): vous ferez bouillir le tout pendant un demi-quart-d'heure, puis vous le retirerez du feu, & vous le garderez dans un pot de grès.

Cette quantité peut ſervir pour quatre ou cinq bouillons: à chaque fois qu'on en donnera au malade, on remuera avec une grande cuillere une eſpece de bouillie qui ſe dépoſe au fond, on peut délayer une ou deux fois par jour un jaune d'œuf dans un de ces bouillons.

Tiſane.

Les tiſanes ſe feront avec du Chiendent & de la Regliſſe, lorſque la ſaiſon eſt fort chaude, ou que la chaleur de la peau eſt fort ſéche & ardente, on peut jetter dans cette tiſane quelques zeſtes de Citron, ou de la racine d'Ozeille, ou y écraſer quelques Groſeilles rouges pour lui donner un gout aigrelet.

Les Pauvres peuvent uſer pour toute boiſſon d'eau pannée qui ſe fait en y jettant une croute de pain bien grillée & toute chaude dans de l'eau.

Lorſque les urines ſont fort rouges, ou qu'elles ne coulent pas proportionnément à la boiſſon, on fait fondre dans chaque pinte de tiſane ou d'eau pannée un demi gros ou un gros de nitre purifié, ou à ſon défaut une pareille doſe de Criſtal minéral.

Lavemens.

Lavemens.

Les lavemens feront faits avec une décoction de graine de lin, ou avec une décoction d'herbes émollientes, telles que la poirée, le fenneçon, la mauve, guimauve, &c. Quand on voudra rendre un lavement purgatif, on y mêlera deux ou trois onces de miel commun, ou de miel violat, &c. Les perfonnes qui ont les entrailles délicates peuvent mettre à la place de miel une once dé lénitif fin.

Les Payfans éloignés de fecours, & très-pauvres, prendront des lavemens d'eau tiéde dans laquelle on pourra mêler un peu de vinaigre : quand on voudra les rendre purgatifs, on fera bouillir un moment dans une chopine d'eau (mefure de Paris) un gros & demi ou deux gros de Séné, enfuite on paffera le tout & on le donnera au malade.

Opiat fébrifuge.

Prenez une once de Quinquina en poudre, trois gros de fel ammoniac, incorporez le tout avec une fuffifante quantité de Syrop commun ou de Miel pour en faire un Opiat fébrifuge que l'on partagera en douze prifes.

Si les malades ont la peau jaune, ou fi les urines font épaiffes, ou s'ils ont un fédiment pareil à de la brique pulvérifé, comme il arrive fouvent dans les fiévres quartes invéterées, on ajoutera à cet Opiat une demi-once de teinture de Mars tartarifée, & on partagera toujours le tout en douze prifes.

Opiat fébrifuge pour ceux pui font très-pauvres.

Prenez des coquilles d'œufs, mettez-les en tas fur un âtre, couvrez-les de charbons bien ardens, &

faites-les calciner, ensuite vous séparerez avec une plume la cendre des charbons qui est tout au tour en poudre, vous prendrez les coquilles d'œufs calcinées que vous mettrez en poudre dans un mortier, vous garderez cette poudre dans un lieu sec.

Prenez une once de cette poudre, trois gros de sel ammoniac, incorporez le tout avec du miel ou avec du syrop commun, partagez-le en douze prises : on y ajoutera une demi-once de teinture de Mars tartarisée, lorsque la peau des malades sera jaunâtre, ou que les urines seront briquetées.

Il ne faut jamais calciner les coquilles d'œufs dans un four, ni dans un pot, ni dans un lieu fermé, & il faut prendre garde de les trop bruler ; car dans ces deux cas, elles sont trop âcres : il faut que ces coquilles restent d'un gris cendré ou blanchâtre.

Il ne faut jamais donner de cet Opiat fébrifuge que le malade n'ait été bien détrempé, qu'il n'ait été suffisamment saigné, & sur-tout qu'il n'ait été bien évacué par les purgatifs.

Après que les malades ont été bien préparés & bien évacués, on leur en donne une prise à la fin d'un accès, on continue à leur en donner une de trois heures en trois heures, jour & nuit, depuis la fin d'un accès, jusqu'au commencement de l'autre : ils avalent chaque prise dans du pain à chanter, & ils boivent par-dessus un verre d'eau ou de tisane : on peut partager chaque prise en deux ou trois bols, afin qu'ils l'avalent plus aisément ; s'ils ne peuvent pas avaler l'Opiat en bol, on délaye chaque prise dans un verre d'eau, ou de tisane : le malade prendra un bouillon une heure & demie après chaque prise.

Dès que la fiévre recommence, on suspend l'usage de l'Opiat, & on en fait reprendre au malade dès que l'accès est sur sa fin.

Après qu'un accès de fiévre a manqué, on ne donne plus de cet Opiat si souvent, on se contente de faire prendre une prise de cet Opiat le matin à jeun, une heure & demie après il prend un bouillon, ou un potage, ou un peu de pain, il avale une seconde prise d'Opiat une heure & demie avant son dîné qu'il fait avec des viandes unies roties ou bouillies, & il prend la troisiéme prise une heure & demie avant son soupé qui ne doit être que d'un leger potage : il continue ainsi pendant trois semaines, ayant soin de lui donner des lavemens dès que le ventre n'est point libre.

Les personnes qui ont la poitrine délicate & foible, boiront par-dessus chaque prise d'opiat un verre de tisane faite avec l'orge & la racine de Guimauve; s'ils sont à leur aise, ils useront de la tisane de Quinquina suivante à la place de l'opiat marqué.

Il faut toujours préferer l'opiat fait avec le Quinquina à celui qui est composé avec des coquilles d'œufs calcinées, car l'effet du Quinquina est bien plus sûr.

Tisane.

Prenez une once de Quinquina en poudre, un demi-septier de vin & une pinte d'eau, (mesure de Paris,) faites bouillir le tout ensemble pendant un quart d'heure; ensuite passez-le, & le gardez dans une bouteille de verre bien bouchée, & on le partagera en six prises.

Avertissement.

Les personnes fort délicates & riches pourront se servir de purgatifs plus doux & plus convenables à la délicatesse de leur temperament que ne l'est la poudre fébrifuge purgative; ils féront bien de prendre pendant le cours de leurs fiévres deux tasses de l'apozeme suivant entre chaque bouillon à une heure de distance l'une de l'autre, & dans les intervalles ils boiront plusieurs fois de la tisane. Ces apozemes divisent & attenuent les levains de la fiévre, ils facilitent leur évacuation, soit par la transpiration, soit par les urines, & ils rendent l'effet des lavemens & des purgatifs beaucoup plus considérables, & plus salutaires.

J'exhorte les personnes riches à ne pas arrêter tout d'un coup leur fiévre en prenant du Quinquina immédiatement après le premier accès, ils feroient beaucoup mieux de se purger deux ou trois fois avant de commencer le Quinquina, & de souffrir deux ou trois accès de fiévre. Le Quinquina agit ensuite plus promptement, & les malades ne sont pas sujets à des retours de fiévre prochains, car les mouvemens violens qu'il y a dans le sang pendant un accès de fiévre, brise & divise les levains de fiévre trop grossiers qui séjournent dans les glandes, & dans les vaisseaux lymphatiques capillairs, & en évacue une partie par les sueurs, ou par les urines, & il dispose les autres à être plus facilement évacués par les purgatifs & par le Quinquina.

Ce dernier remede n'agit point, comme on le pense, en fixant l'humeur de la fiévre, il la divise, & l'évacue par la transpiration ; c'est par cette raison que je n'approuve point la méthode de prendre le Quinquina même purgatif, immédiatement après le premier, ou le second accès de fiévre intermittente, parce que les levains de la fiévre ne sont pas assez détrempés pour que le Quinquina puisse les évacuer par la transpiration, c'est-à-dire, pour qu'il puisse les faire passer par les glandes de la peau ; cependant le desir ardent qu'ont les malades de n'avoir plus de fiévre, & la complaisance de bien des Médecins ont établi cette methode, de maniere qu'on se trouve souvent forcé par les personnes riches à les mettre promptement à l'usage du Quinquina.

Lorsqu'on a été abligé de prendre ce parti, il faut continuer l'usage du Quinquina pendant un mois, ou cinq semaines, & en faire prendre quatre fois par jour pendant les premiers quinze jours, & par la suite trois fois ; car ſi pour lors le Quinquina n'eſt pas continué fort long-tems & à forte doſe, il ne détruit pas, & n'évacue pas en entier les levains de la fiévre, & elle recommence quelque tems après ; ce qui a fait croire à ceux qui ne ſont point Médecins que le Quinquina ne faiſoit que fixer l'humeur.

Le Quinquina donné à une, ou deux priſes par jour n'eſt point fébrifuge, la doſe eſt trop foible pour qu'elle puiſſe évacuer les levains fiévreux, & les faire ſortir par les glandes de la peau : on ne peut les regarder dans cette doſe que comme un bon ſtomachique qui ſoutient les digeſtions, & empêche que le chyle ne ſoit d'un mauvais caractere ; c'eſt pourquoi je penſe qu'il faut toujours donner au moins trois priſes de Quinquina par jour.

On fera méme fort bien d'y joindre dans le comencement de ſon uſage quelques ſels alkalis, tels que ceux d'Abſynthe, & de petite Centaurée, &c. ou quelques ſels neutres tels que le ſel ammoniac, le ſel admirable de Glauber, le Tartre vitriolé, afin de fondre & diviſer plus puiſſamment les levains de fiévre trop épaiſſis, & de fortifier l'action de ce fébrifuge.

On pourroit encore ajouter beaucoup d'obſervations ſur l'uſage du Quinquina ; mais comme ces Mémoires ne ſont faits que pour l'inſtruction des perſonnes charitables qui prennent ſoin des pauvres malades de la campagne, ou pour leur propre ſoulagement, lorſqu'elles ne ſont point à portée d'avoir des Médecins, j'ai cru ne devoir point entrer dans de trop grands détails qui ne peuvent être utiles qu'aux étudians en Médecine, pour leſquels nous donnerons dans la ſuite un traité des fiévres beaucoup plus exact & plus inſtructif.

Apozeme.

Prenez feuilles de Bourroche, de Bugloſe & de Scolopendre hachées menues, faites-les bouillir un moment dans un pot de terre avec une pinte d'eau, (mesure de Paris) ensuite on le passera, on y fera fondre deux ou trois gros de sel admirable de Glauber, ou même une demi-once selon la force, & le temperament du malade.

METHODE

SUIVANT LAQUELLE LES personnes charitables doivent traiter les Pauvres de la Campagne attaqués de Fiévres Continues Simples.

NOUS avons dit qu'on nommoit fiévres continues celles qui ne cessoient point depuis le commencement de la maladie, jusqu'à sa fin; qu'on les distinguoit en deux classes, qu'on plaçoit dans la premiere celles qui n'étoient pas accompagnées d'inflammation, & qu'on les appelloit *Fiévres continues simples*: qu'on rangeoit dans la seconde classe celles dans lesquelles quelque partie étoit enflammée, & qu'on leur donnoit le nom de *Fiévre continue inflammatoire*: nous commencerons par la curation des fiévres continues simples.

Les vues ou indications générales qu'on doit avoir pour la curation de ces fievres ne doivent pas être différentes de celles qu'on a pour guérir les fiévres intermittentes, puisqu'elles dépendent de la même cause générale, c'est-à-dire, des levains, ou humeurs renfermées dans les glandes, dans les vaisseaux lymphatiques les plus fins, & dans la cavité de l'éstomach, & des intestins.

On ne peut guérir ces fiévres qu'en évacuant ces

levains; puisqu'ils en sont la cause; mais on ne doit jamais en tenter l'évacuation, comme nous l'avons dit,

1°. Qu'on n'ait rendu les humeurs fluides, 2°. qu'on n'ait diminué la tension de toutes les parties solides, 3°. que l'embouchure des glandes, & la cavité de leurs vaisseaux sécretoires ne soient suffisamment ouverts pour que les humeurs puissent y passer & s'évacuer.

Les moyens pour remplir ces indications, sont les mêmes que ceux dont on se sert dans les fiévres intermittentes: on donne de la fluidité aux humeurs par la diette, & la grande boisson des tisanes convenables. On rend de la souplesse aux parties solides, & l'on ouvre les glandes en diminuant le gonflement des vaisseaux par la saignée.

Après que les accès des fiévres intermittentes sont finis, la raréfaction du sang & le gonflement des vaisseaux se dissipent, les parties solides reviennent dans leur souplesse naturelle, & l'ouverture des glandes, & de leurs vaisseaux excretoirs est rétablie dans l'état ordinaire, ainsi rien ne s'oppose pour lors de la part des solides à l'évaouation des humeurs; mais dans les fiévres continues, la fermentation fébrile subsistant toujours, le sang est toujours plus rarefié que dans l'état naturel, les vaisseaux sont toujours plus gonflés, ainsi les parites solides sont toujours plus tendues, & l'embouchure des glandes, & la cavité de leurs vaisseaux excrétoirs sont toujours plus comprimées, & plus retrecies qu'elles ne doivent l'être; or comme on ne peut donner de la souplesse aux parties solides, ni ouvrir les glandes qu'en diminuant le gonflement des vaisseaux, & qu'on ne peut y réussir, qu'en évacuant une partie de la liqueur trop rarefiée qui les gonfle, il faut repeter plus fréquemment les saignées dans les fiévres continues, que dans les fiévres intermittentes.

On continuera (dans le redoublement de la fiévre qui succéde au premier accès) à donner de la fluidité aux humeurs par la diette & par une grande boisson. On ne donnera aux malades des bouillons que de quatre heures en quatre heures, on leur fera boire souvent de la tisane, on fera bien (si l'on peut) de leur donner entre deux bouillons deux verres d'une seconde tisane qu'on nommera Apozeme pour la distinguer de la boisson ordinaire, car comme la tisane ordinaire doit être fort légere, & fort aqueuse, elle ne pénétre pas aisément les humeurs grasses & épaissies, il faut avoir recours à une boisson plus pénétrante qui ne puisse pas cependant trop augmenter le mouvement du sang qui n'est que trop vif; c'est pourquoi on mettra en usage une décoction de Bourroche & de Buglose dont les malades boiront deux grandes tassées entre deux bouillons, ils boiront outre cela entre les bouillons quatre ou cinq verres de tisane ordinaire.

Dès que la chaleur de ce second redoublement sera un peu forte, on saignera le malade à un des bras, à moins qu'un grand mal de tête, ou un assoupissement, ou un autre accident ne demandât une saignée du pied; la saignée doit être proportionée à l'âge, aux forces, au temperament du malade, & à la violence de la fiévre & des accidens qui se présenteront.

Trois ou quatre heures après cette saignée, on donnera au malade un lavement d'eau, & cinq ou six heures après on le resaignera si la vivacité de la fiévre n'est pas fort diminuée.

Deux heures après que le redoublement sera diminué, ou deux heures après que la sueur (qui survient ordinairement à la fin des redoublemens) sera passée, on donnera au malade un lavement purgatif, & on le fera boire beaucoup pendant tout l'intervalle qui est entre les rédoublemens.

Si le troisiéme redoublement est vif, on saignera encore le malade, & même on fera une seconde saignée huit ou dix heures après la premiere, si la vivacité ou la longueur du redoublement le demandent: on donnera dans le redoublement un ou deux lavemens d'eau, on fera boire beaucoup le malade, on lui donnera deux prises d'apozeme entre deux bouillons, & on lui fera prendre un lavement purgatif deux heures ou environ après que le redoublement sera diminué, ou que la sueur sera finie.

On continuera toujours la même conduite jusqu'à ce que les humeurs soient devenues fluides, & que la tension, & la roideur des parties solides soient diminuées.

Tous les symptômes, ou signes qui marquent le rétablissement des sécretions, (c'est-à-dire de la filtration des humeurs par les glandes) annoncent la fluidité des humeurs, & la souplesse des parties solides; car nous avons fait connoître que les humeurs ne pouvoient se filtrer par leurs glandes tant qu'elles étoient trop épaissies, & que l'embouchure des glandes, & la cavité de leurs vaisseaux excretoirs étoient trop resserrées, tant que les vaisseaux, ou les parties solides qui les entourent, étoient trop tendues, & gonflées.

Entre les différens symptômes qui peuvent indiquer le rétablissement des sécretions, les principaux, & les plus sensibles sont, 1°. La plus grande humidité de la langue, & une diminution marquée dans l'ardeur & la sécheresse de la peau (comparée avec ce qu'elle étoit dans le redoublement). En effet la langue ne peut être plus humide, ni la peau moins seche, & moins ardente, que la salive & l'humeur de la transpiration ne soient moins épaissies, qu'elles ne se séparent plus abondament, & plus aisément par les glandes de la langue, & de la peau, & par consequent que ces glandes ne soient moins comprimées, & moins resserrées par les parties qui les entourent.

2°. Le second symptôme est le changement qui arrive dans les urines. Elles sont claires, & peu colorées lorsque l'épaississement des humeurs est considérable, & que la cavité des glandes, ou de leurs vaisseaux excretoirs est fort retrecie; 1°. lorsqu'elles deviennent plus colorées; 2°. lorsqu'on y remarque une espece de matiere mucilagineuse ou glaireuse fort legere, transparente, suspendue en forme de petit nuage, ou déposée au fond du verre, & lorsque les urines claires deviennent troubles, sans être d'un jaune foncé ou rougeâtre, pour lors il est certain qu'une partie des humeurs est devenue assez fluide pour être portée avec l'urine sur les glandes des reins, & que ces glandes sont assez ouvertes pour donner passage à des parties plus grossieres que celles qui y passoient auparavant.

3°. Lorsque le ventre sera souple, il sera évident que tous les visceres renfermés dans cette cavité seront moins gonflés, & que les humeurs contenues dans la cavité des intestins sont moins rarefiées.

4°. Enfin celui de tous les symptômes qui annonce le plus clairement le commencement de la fluidité des parties solides & de la liberté des glandes, est le caractere des évacuations que procurent les lavemens, ou de celles qui arrivent naturellemeut, & sans ce secours, lorsqu'elles seront jaunâtres, ou brunes sans être noires, & qu'elles auront la consistence d'une purée, ou claire, ou épaisse; pour lors on ne pourra pas douter que la bile, le suc pancréatique, & les autres humeurs qui se filtrent par les glandes des visceres du bas ventre ne soient moins épaissies, & que les glandes de tous ces visceres, & sur-tout celles des intestins ne soient suffisamment ouvertes pour que les différentes humeurs qui s'y présentent puissent y passer, & être évacuées.

On connoîtra donc par les signes, ou symptômes marqués ci-dessus, & sur-tout par le caractere bilieux des évacuations du bas ventre, qu'une partie des humeurs épaissies est devenue plus fluide, que les parties ſolides ſont plus ſouples, & que les glandes, & ſur-tout celles des inteſtins ſont aſſez ouvertes pour que les humeurs puiſſent y paſſer aiſément.

Or comme le ſejour des humeurs dans le ſang peut augmenter & allonger les redoublemens, & qu'il peut produire différens autres déſordres, il ne faut pas differer de les évacuer dès que les ſymptômes marqués ci-deſſus nous indiquent qu'elles ſont aſſez fluides, & les parties ſolides aſſez ſouples; mais tant qu'on n'obſervera pas pluſieurs des ſignes marqués ci-deſſus, & ſur-tout tant qu'on ne verra pas des matieres bilieuſes & fondues dans les évacuations du bas-ventre, il ne faut pas hazarder un purgatif qui produiroit néceſſairement des accidens très-conſidérables, & ſouvent funeſtes; ainſi on ſe contentera de tenir les malades à la diete, de les faire boire beaucoup, de leur faire donner des lavemens, & de les faire ſaigner autant que la vivacité de la fiévre l'exigera, juſqu'à ce qu'on remarque pluſieurs des ſignes de coction marqués ci-deſſus, c'eſt-à-dire, juſqu'à ce qu'on remarque pluſieurs des ſymptômes qui annoncent un commencement de fonte dans les humeurs, & de ſoupleſſe dans les parties ſolides.

Ces ſymptômes paroiſſent plus ou moins promptement, ils ſe manifeſtent quelquefois après le troiſiéme redoublement, mais ils ne paroiſſent le plus ſouvent qu'après le cinquiéme ou le ſeptiéme.

Lorſque les ſignes qui indiquent un commencement de fonte dans les humeurs, & de ſoupleſſe dans les parties, ont fait connoître qu'il étoit tems de purger les malades, pour lors on éxaminera, 1°. ſi la fiévre qui ſubſiſte entre les rédoublemens n'eſt pas encore trop vive pour qu'on puiſſe placer un purgatif, 2°. ſi l'intervalle qui eſt entre la fin d'un redoublement, & le commencement de l'autre, n'eſt pas trop court pour que l'effet du purgatif puiſſe être fini avant que le redoublement recommence. Si cet intervalle n'étoit que de trois, ou de quatre heures, ou si la fiévre qui subsiste entre les redoublemens est vive, on continuera le regime marqué ci-dessus en saignant les malades toutes les fois que la violence de la fiévre l'exigera; si au contraire la fiévre qui subsiste dans l'intervalle des redoublemens, est médiocre, si cet intervalle est de cinq ou six heures, on commencera par faire vomir les malades, 1°. parce que l'effet de ce remede est plûtôt fini, 2°. parce qu'il évacue plus parfaitement les humeurs renfermées dans la cavité de l'estomach, & dans les glandes de ce viscere; ainsi on donnera d'abord une prise de la poudre vomitive à la dose marquée dans le mémoire de son usage, & avec les précautions qui y sont prescrites, on la placera peu de tems après que le redoublement, & la sueur seront finis, afin que ce remede puisse avoir produit son effet avant que le redoublement suivant recommence; si le redoublement qui suit le purgatif est violent, on saignera encore le malade, & on continuera à lui donner des bouillons, de la tisane, & des apozemes, comme il est marqué; s'il n'est pas considérable, & s'il n'est point accompagné d'accidens qui fassent craindre une inflammation dans quelques-uns des visceres, on ne saignera pas le malade, sur-tout si ce sont des pauvres & des paysans, car le sang & les liqueurs de ceux qui ne sont pas nourris d'alimens succulens, ou qui boivent peu de vin, ou d'autres liqueurs spiritueuses, se rarefient moins, ainsi ces malades ont moins besoin de saignées que les autres.

On fera prendre aux malades pendant ce redoublement un ou deux lavemens d'eau pour emporter les humeurs dont l'évacuation a pu être suspendue par le redoublement, lesquelles en fermentant dans les intestins augmentent la fiévre, & agitent le malade, lorsque ce redoublement sera fini, on donnera au malade un lavement purgatif.

Pendant le redoublement suivant on continuera

l'uſage des bouillons, de la tiſane, des apozemes, & des lavemens, comme il eſt marqué ; mais on ne ſaignera pas le malade à moins que la vivacité de la fiévre ou quelque autre accident ne rendent la ſaignée néceſſaire : par cette conduite on fera une nouvelle fonte dans les humeurs qui étoient reſtées épaiſſies, ainſi dès que ce redoublement ſera fini, on purgera le malade pour évacuer ces humeurs.

On lui donnera encore une priſe de poudre vomitive, s'il a eu des envies de vomir depuis le premier vomitif, ou s'il a vomi de la bile, ou des vers.

Si au contraire l'eſtomach paroît avoir été débarraſſé par le vomitif, on le purgera avec une priſe de la poudre fébrifuge purgative, ou avec une priſe de pilules univerſelles purgatives ſelon qu'il eſt marqué dans le mémoire de leurs uſages.

On continuera le lendemain à ſoutenir la fonte des humeurs, & à entretenir, ou augmenter la ſoupleſſe des parties ſolides en tenant les malades au bouillon, en leur faiſant boire beaucoup de tiſane, en leur donnant deux priſes d'apozeme entre chaque bouillon, & en leur faiſant prendre un, ou deux lavemens d'eau pendant le redoublement.

A la fin du redoublement on purgera le malade avec la poudre fébrifuge, ou avec les pilules purgatives.

Quoique ces fiévres ſoient continues, il y a cependant preſque toujours un redoublement plus fort, & un autre plus foible : on placera autant qu'il ſera poſſible le purgatif à la fin du redoublement le plus foible, 1°. Parce que le malade étant moins abbatu ſoutient mieux l'effet du purgatif. 2°. Parce qu'on peut diminuer par l'évacuation la vivacité du redoublement ſuivant.

On continuera à purger les malades de deux jours l'un, comme il eſt marqué, juſqu'à ce que la fiévre ait ceſſé, ou ſoit fort diminée ; & dans l'intervalle d'une purgation à l'autre, on obſervera la conduite preſcrite ci-deſſus.

La diminution ou la ceſſation de ces ſortes de fiévres arrive quelquefois après le ſeptiéme jour, mais pour l'ordinaire ces fiévres durent juſqu'au quatorze, & quelquefois même elles s'étendent juſqu'au vingt-un.

Si après avoir purgé cinq ou ſix fois le malade, il reſtoit encore un peu de fiévre marquée par des redoublemens qui paruſſent aux mêmes heures, ou environ, & que ces redoublemens ne fuſſent pas violens; pour-lors on feroit prendre aux malades de l'opiat fébrifuge, ou de la tiſane fébrifuge, comme il eſt marqué à la fin de ce Mémoire; mais il ne faut jamais donner ces remedes dans les fiévres continues, ni dans les fiévres ſubintrantes, que le malade n'ait été bien évacué par les ſaignées, par les purgatifs, que les redoublemens de fiévre ne ſoient fort médiocres, & que la maladie ne ſoit ſur ſa fin. Lorſqu'on met trop tôt en uſage le quinquina, il ſupprime les évacuations, il tend le ventre & augmente la fiévre.

Si les malades rendent des vers, ou par en haut, ou par en bas, & qu'ils n'aient pas de dévoiement, pour lors on leur fera uſer pour boiſſon ordinaire de la tiſane marquée à la fin de ce Mémoire, & on fera fondre dans chaque bouillon, ou dans chaque priſe d'apozeme deux grains de ſel d'Abſynthe, on ceſſera de leur en donner après qu'ils auront été deux jours ſans rendre de vers.

S'ils ont en même-tems du dévoiement, on les traitera comme il eſt marqué ci-après; on a donné à ces fiévres le nom de fiévres vermineuſes, &c. Mais comme on doit les traiter de même que les fiévres continues ſimples, à l'exception des différences marquées ci-deſſus, nous n'avons pas cru devoir en faire un article ſéparé.

Lorſque les fiévres continues ſimples ſont accompagnées de dévoiement, il faut bien examiner le caractere des humeurs : ſi elles ſont bilieuſes, & humorales, telles qu'une purée, il n'y a rien à changer dans toute la conduite que j'ai marquée, excepté qu'il faudra ſupprimer les apozemes, les lavemens purgatifs, & s'en tenir aux lavemens adouciſſans marqués à la fin de ce Mémoire. Cette eſpece de dévoiement eſt ſalutaire, & ne dure pas, il ne doit point empêcher qu'on ne ſaigne les malades dans le commencement autant de fois que la grandeur de la fiévre l'exigera.

Si les matieres que rendent les malades ſont fort glaireuſes, qu'ils ſe plaignent de vives douleurs dans les inteſtins, on traitera cette fiévre comme une diſenterie accompagnée de fiévre continue; ainſi on ſuivra la conduite marquée dans le Mémoire de cette maladie.

Si au contraire les matieres que rendent les malades ſont très-ſéreuſes, pareilles à une ſéroſité jaunâtre ou verdâtre, dans laquelle on voye nâger quelques glaires hachées, ou ſi l'on remarque au fond de cette ſéroſité quelques humeurs ſans liaiſon, & pareilles à une eſpece de terre délayée brune, ou verdâtre, ou blanchâtre, pour lors on leur donnera dès le commencement des bouillons, & des tiſanes différentes qui ſeront marquées à la fin de ce Mémoire; car quoiqu'il ne faille pas arrêter trop bruſquement ce dévoiement, il eſt pourtant néceſſaire de le modérer par l'uſage des bouillons, des tiſanes, des lavemens convenables, parce que ces évacuations ſéreuſes dépouilleroient le ſang d'une ſi grande ſéroſité, qu'il ne pourroit circuler dans les vaiſſeaux capillairs, & que les ſécretions ſeroient fort imparfaites.

Ce dévoiement ne doit point empêcher qu'on ne ſaigne le malade dès le commencement proportionnément à la violence de la fiévre, mais il faut mettre plus de diſtance entre chaque ſaignée; & comme il affoiblit beaucoup les malades, on doit ménager les ſaignées dans la ſuite de la maladie, & n'en faire qu'autant qu'on y eſt forcé par la violence de la fiévre, ou d'autres accidens.

Si après vingt-quatre heures de l'uſage des bouillons, des tiſanes, & des lavemens capables de modérer le dévoiementt, il ne ſe trouve pas fort diminué, on feraprendre aux malades avant chaque bouillon trente-ſix grains de craye blanche en poudre délayée dans trois ou quatre cuillerées de bouillon; & s'ils rendent des vers, on mêlera deux gros de ſel d'Abſynthe.

Comme cet accident dépend pour l'ordinaire des humeurs contenues dans les premieres voies qui corrompent, & alterent tous les alimens, les boiſſons, &c. on peut placer les purgatifs plutôt que dans les fiévres dans leſquelles le ventre eſt ſerré; ainſi on purgera le malade après le troiſiéme, ou tout au plus tard après le quatriéme redoublement: il faut commencer par le faire vomir; mais il faut préferer dans ce cas l'hypecacuanha à la poudre vomitive; ainſi on leur en donnera une priſe ſelon qu'il eſt marqué dans le Mémoire de ſon uſage.

Deux jours après on leur en donnera une ſeconde priſe de la même maniere, ſi le dévoiement ſubſiſte. Dans l'intervalle on nourrira les malades de bouillons en leur faiſant toujours avaler avant chaque bouillon une priſe de craye de Briançon, comme nous l'avons dit, ils boiront toujours de la même tiſane, & ils uſeront des mêmes lavemens.

Si après la ſeconde priſe d'hypecacuanha le dévoiement ſubſiſte, & reſte toujours du même caractere, on donnera avant chaque bouillon. vingt-quatre, ou trente-ſix grains de corne de cerf calciné, ou d'os de bœuf calcinés au lieu de la craye de Briançon; & s'ils rendent des vers, on y ajoutera deux grains de ſel d'Abſynthe à chaqne fois, on fera outre cela bouillir un gros & demi de corne de cerf, ou d'os de bœuf calcinés

calcinés dans chaque pinte de leur tiſane.

Dès que le dévoyement commencera à diminuer, on purgera le malade de deux jours l'un, ou avec le ſyrop magiſtral, ou avec le Catholicon double, ou avec la décoction de Rhubarbe marquée à la fin de ce Mémoire, & on continuera à le purger ainſi, & à ſuivre la conduite marquée ci-deſſus juſqu'à ce que la fiévre & le dévoyement ſoient ceſſés.

Si au contraire le dévoyement ceſſe après la premiere ou la ſeconde priſe d'hypecacuhana, pour lors on purgera le malade de deux jours l'un avec les pilules purgatives, ſelon le Mémoire de leur uſage : on ne leur donnera plus de craye de Briançon, ni de corne de cerf calcinée, & les bouillons ſeront faits à l'ordinaire ; mais on continuera toujours la tiſane marquée pour le dévoyement, & on ne leur donnera que des lavemens adouciſſans, à moins que le ventre ne devienne trop ſerré : pour lors on fera les lavemens à l'ordinaire, & on en rendra quelques-uns purgatifs, s'il eſt néceſſaire. On donne ſouvent à ces fiévres le nom de fiévres putrides, ſur-tout lorſque les matieres du dévoyement ont une odeur très-forte, mais ce ne ſont réellement que des fiévres continues ſimples ; ainſi nous n'avons pas cru néceſſaire d'en faire un article ſéparé.

Quoique j'aie marqué qu'on ne doit pas purger les malades que les humeurs n'aient été bien détrempées, que les parties ſolides ne ſoient détendues, & qu'on ne voie un commencement de fonte dans les évacuations que produiſent les lavemens ; cependant ſi la fiévre étoit ſurvenue immédiatement après un grand repas ; ſi les malades ont pris des alimens ſolides depuis qu'ils ont eu la fiévre ; s'ils ont vomi dans leur friſſon des humeurs verdâtres, ou brunes ; s'ils ont de fréquentes envies de vomir lorſqu'ils boivent de la tiſane, &c. pour lors il ne faut pas différer ſi long-tems à placer le vomitif, & on pourra leur donner de la poudre vomitive à la fin du premier, ou du ſecond redoublement, ſuppoſé que la fiévre ne ſoit pas trop forte : on fera cependant toujours préceder une diette très-ſevere, bien de la boiſſon, des lavemens, & une ou deux ſaignées.

Lorſqu'on n'a pas été averti dès le commencement de la maladie, & que le malade n'a pas obſervé une diette exacte, on ne lui donnera que deux ou trois bouillons dans les premieres vingt-quatre heures ; & s'il n'a pas été ſaigné, on fera les premieres ſaignées plus près les unes des autres, c'eſt-à-dire à ſix, ou ſept heures d'intervalle, pour réparer le tems qui a été perdu, & empêcher que la fiévre ne devienne inflammatoire ; on ſuivra du reſte ce que nous avons propoſé.

Maniere de faire les Bouillons.

Prenez trois livres de rouelle de veau, la moitié d'une volaille, faites bouillir le tout dans un pot de terre avec trois pintes d'eau (meſure de Paris,) c'eſt-à-dire, avec ſix livres d'eau réduites à quatre, c'eſt à deux pintes pour cinq ou ſix bouillons.

Bouillons pour les Pauvres.

Les Bouillons pour les Pauvres ſeront faits avec le Poulmon de veau ou de mouton, ou les iſſues, c'eſt-à-dire, les extrémités de ces animaux bouillies de même dans de l'eau.

Bouillons pour les Malades qui ſont dans une extrême miſere.

Prenez un demi-quarteron ou tout au plus un quarteron de Beure frais, ou à ſon défaut du beure ſalé qu'on aura fait deſſaler dans l'eau, faites-le rouſſir dans un poëlon bien écuré, enſuite vous y ajouterez peu-à-peu un quarteron de fleurs de farine, ou de Ris en poudre, remuez bien le tout avec une cuillere de bois, jusqu'à ce que la farine, ou le ris soient bien roussis; & bien cuits, ensuite vous verserez dessus deux pintes d'eau bouillante (mesure de Paris): puis vous ferez bouillir le tout pendant un demi-quart-d'heure, ensuite vous le retirerez du feu, & vous le garderez dans un pot de grès.

Cette quantité peut servir pour cinq ou six bouillons: à chaque fois qu'on en donnera au malade, on remuera avec une grande cuillere tout ce qui est dans le pot pour mêler une espece de bouillie qui se dépose au fond: on peut délayer une ou deux fois par jour un jaune d'œuf dans ces bouillons.

Lorsque le malade a des vers, on fera fondre dans chaque bouillon, ou dans chaque prise d'apozeme deux grains de sel d'Absynthe, jusqu'à ce qu'on ne voie plus de vers dans les évacuations du malade.

Apozême.

Prenez des feuilles de Bourrache & de Buglose rompues par morceaux, de chacune deux poignées; faites-les bouillir pendant deux ou trois minuttes dans deux livres d'eau, c'est-à-dire, dans une pinte d'eau (mesure de Paris); ensuite on passera le tout, & l'on y mêlera, si l'on veut, trois onces de syrop violat, ou autre syrop convenable: si le ventre n'est point libre, on fait fondre trois ou quatre gros de sel de Glauber dans chaque pinte de cet apozême.

Bouillon pour les malades qui ont un dévoiement séreux.

Lorsque les malades ont un dévoiement, il faut mettre dans le pot avec la viande pour faire les bouillons, deux ou trois cuillerées de lentilles.

A l'égard des pauvres misérables dont le bouillon

est fait avec du beure sans viande, on mettra aussi des lentilles au lieu de Ris, & on les fera bouillir jusqu'à ce qu'elles soient crevées; ensuite on passera le tout, & on mêlera une ou deux fois par jour dans un ou deux de ces bouillons un jaune d'œuf frais.

Tisane.

Les tisanes se font avec du Chiendent & de la Reglisse : quand il fait fort chaud, ou que les fiévres sont fort ardentes, on peut y jetter quelques zestes de Citron, ou de la racine d'Ozeille, ou bien un peu de Groseilles rouges.

Les Pauvres peuvent user pour toute boisson de l'eau pannée qui se fait en jettant une croute de pain bien grillée & toute chaude dans de l'eau.

Lorsque les urines sont fort rouges, ou qu'elles ne coulent pas proportionnément à la boisson, on fait fondre dans chaque pinte de tisane un demi-gros ou un gros de nitre purifié, ou à son défaut du Cristal miral.

Tisane pour ceux qui rendent des vers.

Prenez une poignée de chiendent, une once de racine de fougere mâle, le tout coupé menu, faites-le bouillir un moment dans un pot de terre avec une pinte d'eau, ensuite on le passera.

Tisane pour ceux qui ont un dévoiement séreux.

Lorsque le dévoiement n'est pas fort considérable, on peut se contenter de faire bouillir dans une pinte d'eau un gros & demi de corne de cerf calcinée, ou un gros & demi d'os de bœuf calciné avec du chiendent.

Lorsque le dévoiement sera fort violent, & fort séreux, on se servira de la tisane suivante.

Prenez deux cuillerées de ris, ou deux petites poignées de mie de pain bien émietté, faites-la bien sécher sur une assiette que vous mettrez sur des charbons en la remuant souvent. Lorsque la mie de pain sera bien séche vous y mêlerez deux gros de corne de cerf calcinée, ou deux gros d'os de bœuf calcinés : vous mettrez le tout dans un pot de terre, vous verserez dessus deux pintes d'eau (mesure de Paris), vous ferez bouillir le tout pendant un demi-quart d'heure ; ensuite vous le passerez à travers un linge avec une légere expression.

Lavemens.

Les lavemens seront faits avec une décoction de son, ou de graine de lin, ou avec une décoction d'herbes émollientes, telles que la poirée, le senneçon, la mauve, la guimauve, &c. Quand on voudra rendre un lavement purgatif, on y mêlera deux ou trois onces de miel commun, ou de miel violat. Les personnes qui ont les entrailles délicates peuvent mettre à la place une demi-once, ou une once de lénitif fin.

Les Paysans éloignés de secours, & très-pauvres, prendront des lavemens d'eau tiéde, on pourra y mêler quelquefois un peu de vinaigre : quand on voudra les rendre purgatifs, on fera bouillir un moment dans une pinte d'eau (mesure de Paris) deux gros de Séné, supposé que ces malades soient forts ; ensuite on passera le tout, & on le partagera en deux lavemens,

Lavement pour ceux qui ont le dévoiement.

Les lavemens de ceux qui ont le dévoiement seront faits avec une forte décoction de graine de lin, ou de feuille de Bouillon blanc dans laquelle on délayera un jaune d'œuf quand on le jugera à propos.

Les lavemens pour les pauvres seront faits avec la décoction de graine de Lin, ou avec la décoction de feuilles de Bouillon blanc, ou avec de l'eau simple dans laquelle on fera fondre deux gros de suif de chandelle.

Médecine pour les pauvres qui ont le dévoiement séreux.

Prenez une pincée de feuilles d'Argentine, autant de feuilles d'Absynthe, un demi-gros de Rhubarbe, ou à sa place un gros & demi de Rapontic, appellée autrement Rhubarbe des Moines, coupées par morceaux; faites bouillir le tout pendant deux ou trois minuttes dans un gobelet d'eau, ensuite on le passera.

Si on ne trouve point ces feuilles, on mettra à la place un petit morceau de Reglisse.

Opiat fébrifuge.

Prenez une once de Quinquina, trois gros de sel ammoniac, incorporez le tout avec une suffisante quantité de Syrop, ou de Miel, pour faire un Opiat que l'on partagera en douze prises.

On fera bien de rendre cet Opiat purgatif pendant les trois ou quatre premiers jours, en mêlant les matins dans la premiere prise que prend le malade; le quart d'une prise de poudre fébrifuge, ou une pilule universelle mise en poudre; on modérera cependant ces doses selon l'âge & le tempérament du malade.

Opiat fébrifuge pour ceux qui sont très-pauvres.

Prenez des coquilles d'œufs, mettez-les sur une âtre en un tas, couvrez-les de charbons bien ardens, & faites-les calciner, ensuite vous séparerez avec une plume la cendre des charbons qui est tout au tour, vous prendrez les coquilles d'œufs calcinées que vous mettrez en poudre dans un mortier, vous la garderez dans un lieu sec.

Prenez une once de cette poudre, deux gros de ſel ammoniac, incorporez le tout avec du miel, ou du ſyrop commun, & partagez-le en douze priſes : on prendra ce purgatif comme le précédent pendant les trois ou quatre premiers jours.

Il ne faut jamais calciner les coquilles d'œufs dans un four, ni dans un pot, & il faut prendre garde de les trop bruler ; car dans ces deux cas, elles ſont trop âcres : il faut que ces coquilles reſtent d'un gris cendré ou blanchâtre.

Il ne faut jamais donner de ces Opiats que le malade n'ait été bien préparé, & bien évacué, comme je l'ai marqué.

On leur en donne une priſe à la fin de l'accès, & on continue à leur en donner une priſe de trois heures en trois heures, jour & nuit, depuis la fin d'un redoublement, juſqu'au commencement de l'autre : ils avalent chaque priſe dans du pain à chanter, & ils boivent par-deſſus un verre d'eau ou de tiſane : on peut partager chaque priſe en trois ou quatre bols, afin qu'ils les avalent plus aiſément ; s'ils ne peuvent pas avaler l'Opiat en bol, on délayera chaque priſe dans un verre d'eau, ou de tiſane : le malade prendra un bouillon une heure & demie après chaque priſe.

Dès que le redoublement commence, on ſuſpend l'uſage de cet Opiat, & on le recommence dès qu'il eſt paſſé.

Lorſqu'un redoublement de fiévre a manqué, on ſe contente de donner au malade une priſe de cet Opiat le matin à jeun, & une heure & demie après il prend un bouillon, ou un peu de nouriture : il en prend une ſeconde priſe une heure & demie avant ſon dîné, & une troiſiéme une heure & demie avant ſon ſoupé qui ne doit être que d'un leger potage : il continuera ainſi pendant douze ou quinze jours.

Pendant cet uſage, on leur donnera des lavemens, ſi le ventre n'eſt pas libre.

Les personnes qui ont la poitrine foible ou délicate; & qui sont à leur aise, useront de la troisiéme tisane à la place de l'opiat marqué.

Tisane fébrifuge.

Prenez une once de Quinquina en poudre, un demi-septier de vin & une pinte d'eau, (mesure de Paris,) faites bouillir le tout ensemble pendant un quart d'heure; ensuite on le passera, on le gardera dans une bouteille de verre bien bouchée, & on le partagera en six prises.

Au reste il ne faut pas se servir de l'opiat avec les coquilles d'œufs calcinées, que lorsque le malade ne peut avoir de Quinquina; car ce remede est bien plus sûr & plus efficace que les coquilles d'œufs.

METHODE

SUIVANT LAQUELLE LES personnes charitables doivent traiter les Pauvres de la Campagne attaqués de Fiévres Continues Inflammatoires.

LES fiévres continues qui sont accompagnées d'une inflammation, ou d'une disposition inflammatoire dans quelque partie, & sur-tout dans quelqu'un des visceres, ont differens noms selon la partie qui est affectée. Par exemple, on nomme Pleuresie, ou Peripneumonie la fiévre continue qui est accompagnée d'une inflammation à la pleure, ou au poulmon. On nomme Fiévre Inflammatoire du foye celles dans lesquelles ce viscere est enflammée, ou prêt à l'être. On donne le nom de Fiévre Inflammatoire du bas-ventre à celle dans laquelle l'inflammation attaque les inteſtins. On nomme communément Fiévre Maligne celle dans laquelle le cerveau eſt menacé d'inflammation ; enfin l'on donne le nom de Fiévres Pourpreuſes à celles dans leſquelles on remarque ſur la peau des taches d'un rouge foncé approchant de la couleur de pourpre.

Avant de marquer la méthode ſuivant laquelle les perſonnes charitables doivent conduire les pauvres de la campagne attaqués de ces ſortes de fiévres, nous avons cru qu'il étoit néceſſaire de leur donner une idée générale de l'inflammation, & de ſa cauſe, afin qu'ils conçuſſent plus clairement les indications, ou les vues principales qu'on doit avoir dans la curation de ces fiévrés.

Idée générale de l'inflammation d'une partie, & de ſa cauſe.

On entend par le nom d'inflammation, le gonflement d'une partie accompagné de rougeur, & d'une chaleur conſidérable ; c'eſt la rougeur & la chaleur qui accompagnent ce gonflement, ou cette tumeur qui lui a fait donner le nom d'inflammation.

La couleur & la chaleur de cette tumeur, ou de ce gonflement démontrent clairement qu'elle eſt cauſée, & formée par le ſang proprement dit, c'eſt-à-dire, par la partie rouge de la liqueur qui circule dans nos vaiſſeaux : ce n'eſt point le ſéjour, ou l'engorgement du ſang dans ſes propres vaiſſeaux qui produit la vraie inflammation, comme nous l'avons dit dans notre Traité de l'œconomie animale ; nous voyons tous les jours des parties dans leſquelles il n'y a que très-peu de vaiſſeaux ſanguins être ſouvent enflammées. Par exemple il y a très-peu de vaiſſeaux ſanguins dans ce qu'on appelle communément le blanc des yeux, & même on n'y en remarque point dans l'état naturel ; cependant nous voyons tous les jours cette partie s'enflammer, c'est-à-dire, devenir très rouge, &c. Il en est de même de la pleure & de plusieurs autres membranes dans lesquelles on remarque très-peu de vaisseaux sanguins, & qui ne laissent pas d'être souvent enflammés. Lorsqu'on examine les yeux enflammés, on observe que les vaisseaux qui ne renfermoient auparavant qu'une liqueur claire telle que la lymphe, sont engorgés par cette liqueur rouge qu'on appelle le sang; d'où il suit, 1°. que le sang a passé de ses propres vaisseaux dans les vaisseaux lymphatiques; 2°. que c'est l'entrée ou le passage du sang dans les vaisseaux lymphatiques qui forme la vraie inflammation.

Tous ceux qui ont écrit sur les fiévres inflammatoires, prétendent que l'inflammation des parties est premierement causée par l'épaississement, ou par la grande raréfaction du sang, lorsque (disent-ils) le sang est devenu trop épais (par quelque cause que ce soit) ses globules ont plus de volume, ils ont plus de consistence ou de fermeté, & ils sont plus étroitement liés & unis les uns avec les autres qu'ils n'étoient; ainsi ils ne peuvent plus passer aisément par les veines capillaires sanguines dont les tortuosités, les circonvolutions, & les entrelassemens sont incroyables, ils s'y arrêtent, ils s'y engorgent, & produisent bien-tôt dans cette partie un gonflement accompagné de rougeur, & de chaleur, auquel on a donné le nom d'inflammation.

De même lorsque le sang est fort raréfié, il distend & il dilatte si fort les veines capillaires sanguines, qu'il leur ôte leur jeu de ressort, & qu'il s'y arrête; mais comme les arteres y poussent toujours une nouvelle quantité de sang fort raréfié, les vaisseaux dans lesquels il est arrêté sont gonflés, & forment dans cette partie un gonflement accompagné de rougeur & de chaleur.

Enfin ils prétendent que le sang peut forcer les embouchures étroites des vaisseaux lymphatiques, lorsqu'il est fort raréfié, & qu'il est poussé avec force, comme il l'est dans le tems du chaud de la fiévre, & que pour lors le sang ne pouvant les traverser par rapport à la petitesse de leur cavité, est obligé de s'y arrêter, ce qui les gonfle, & produit cette tumeur accompagnée de rougeur, & de chaleur qu'on nomme inflammation.

Quelque respect qu'on ait pour les hommes illustres qui ont proposé, ou qui ont embrassé cette opinion, il est bien difficile de l'adopter, lorsqu'on fait attention que si l'inflammation dépendoit d'une cause aussi générale, un seul viscere ne pourroit pas être enflammé séparément des autres, & qu'ils devroient l'être tous également, & en même-tems.

En effet le sang ne peut être épaissi que le plus grand nombre des globules, ou autres parties dont il est composé, n'aient acquis plus de consistence, plus de volume, & plus de liaison les unes avec les autres, comme nous l'avons dit : or comme toutes ces parties trop grossieres sont poussées également, & en même-tems dans tous les vaisseaux ; elles s'y arrêteront, & s'y engorgeront également, & en même-tems; ainsi tous les visceres seront nécessairement enflammés en même-tems par cette cause générale, ce qui est contraire à l'expérience ; car nous observons tous les jours, par exemple, que le poulmon est enflammé, sans que le foye, les intestins, les reins, &c. soient attaqués d'inflammation.

La même raison nous empêche de penser que l'inflammation d'une partie puisse être premierement causée par la grande raréfaction du sang ; car comme il est également raréfié dans tous les visceres, il devroit les enflammer tous également, & en même-tems, & l'on ne pourroit comprendre par quelle raison un seul viscere seroit enflammé, tandis qu'aucun des autres ne le seroit.

L'inflammation particuliere d'un viscere, par exemple, du poulmon, du foye, &c. ne peut donc dépendre d'une cause aussi générale que l'épaississement du ſang, ou ſa grande raréfaction, elle doit avoir une cauſe qui lui ſoit particuliere.

Pour la découvrir il faut ſçavoir, 1°. que chaque viſcere a ſes glandes particulieres, & que les humeurs ou liqueurs qui s'y ſéparent ſont toutes d'un caractere différent les unes des autres, c'eſt-à-dire, que l'humeur qui ſe ſépare par les glandes du poulmon eſt différente de celle qui ſe filtre par les glandes du foie, des reins, &c.

2°. Qu'une de ces humeurs peut être épaiſſie, & alterée ſans que les autres le ſoient; par exemple, l'expérience nous apprend que la bile peut être épaiſſie, & que les glandes du foye peuvent être engorgées ſans que l'humeur qui ſe ſépare par les glandes du poulmon ait reçu aucune altération, puiſque nous voyons tous les jours des perſonnes être attaquées d'une jauniſſe conſidérable ſans qu'il y ait aucun dérangement dans la reſpiration, ni dans les fonctions du poulmon.

Dès que l'on ſçait que l'humeur qui ſe ſépare par les glandes d'un viſcere peut être épaiſſie ſans que les autres humeurs qui ſont filtrées par d'autres viſceres ſoient alterées, on concevra clairement comment un viſcere eſt enflammé ſans que les autres le ſoient, car l'humeur épaiſſie ne gonflera que ſes glandes; or ce gonflement des glandes ſuffit pour produire une inflammation lorſqu'il ſe fait en peu de tems, & que la fiévre ſurvient, parce qu'il interrompt preſque ſubitement le cours du ſang dans ce viſcere.

Pour faire comprendre plus aiſément aux perſonnes qui n'ont nuls principes de Médecine, comment le gonflement ſubit des glandes d'un viſcere accompagné de fiévre cauſe une inflammation dans cette partie, ſuppoſons qu'un air froid, ou quelqu'autre cauſe épaiſſiſſe, & condenſe en peu de tems l'humeur qui ſe ſépare par les glandes du poulmon, de maniere qu'elle ne puiſſe plus s'en échapper aiſément, & que ces glandes soient gonflées ; il est certain, 1°. qu'elles comprimeront nécessairement les vaisseaux sanguins qui sont autour, & qu'elles en retréciront la cavité, d'où il suit que le sang poussé dans ces vaisseaux, ne pourra plus les traverser en la quantité ordinaire, qu'il séjournera, & qu'il s'amassera dans tous les endroits qui sont en deçà de celui qui est comprimé, ou retréci, & qu'il distendera, ou dilatera cette partie des vaisseaux.

2°. Il est constant que les fibres qui forment les parois de la partie du vaisseau qui a été dilatée, sont nécessairement plus écartées, & plus éloignées les unes des autres, d'où il suit que les embouchures des vaisseaux lymphatiques qui y prennent naissance, & qui sortent de ces parois dilatés seront plus ouvertes ; supposons à present qu'une fiévre vive s'allume, & raréfie le sang tout d'un coup, & considérablement, il est certain, 1°. qu'il dilatera encore davantage les endroits des vaisseaux où il séjourne, 2°. qu'il sera poussé avec plus d'impétuosité, & qu'il fera contre les parois des vaisseaux des efforts plus considérables pour s'échaper ; il agira donc avec beaucoup de force contre les embouchures des vaisseaux lymphatiques ; & comme elles ont été déja aggrandies, il pourra y entrer, quoique dans l'état naturel ces embouchures soient trop étroites pour l'y laisser entrer.

Mais comme les vaisseaux lymphatiques ne sont pas aussi dilatés dans toute leur longueur qu'ils le sont dans leurs embouchures, la partie rouge du sang ne pourra les traverser, elle s'y arrêtera, elle s'y engorgera, elle les dilatera & produira ce gonflement accompagné de rougeur, & de chaleur auquel on a donné le nom d'inflammation, comme nous l'avous dit ; il arrive donc pour lors dans un viscere ce que nous voyons arriver dans les yeux lorsque le sang passe de ses propres vaisseaux dans les vaisseaux lymphatiques de la partie qu'on nomme vulgairement le blanc de l'œil, comme nous l'avons dit.

On peut comprendre clairement par cette théorie, 1°. que l'inflammation d'un viscere dépend de l'épaississement de l'humeur particuliere qui doit se séparer par ses glandes, & qui en les gonflant interrompt la circulation du sang dans cette partie.

2°. Que l'épaississement, ni la raréfaction du sang ne sont pas capables de faire passer le sang dans les vaisseaux lymphatiques, & de causer une inflammation, puisque la même fiévre qui est accompagnée d'une inflammation dans un viscere, par exemple, dans le poulmon, n'est pas accompagnée d'une inflammation dans le foye; or si l'inflammation du poulmon étoit causée par l'épaississement du sang, ou par la grande raréfaction que la fiévre y a excitée, ou par la force avec laquelle le sang est poussé lorsque la fiévre est vive, le foye, & les autres visceres seroient enflammés comme les poulmons, d'où il suit que l'inflammation d'une partie ne dépend ni de l'épaississement du sang, ni de sa grande raréfaction, ni du mouvement rapide dont il jouit pendant la fiévre.

L'engorgement des glandes d'un viscere précede quelquefois la fiévre, il se fait le plus souvent dans le premier frisson; cependant lorsque l'humeur qui doit faire cet engorgement est embarrassée dans une lymphe fort épaissie, elle ne se dévelope, & n'est déposée dans les glandes, qu'après que la continuation de la fiévre l'a développée, & l'a débarrassée; par exemple, nous observons que l'humeur de la petite vérole n'engorge les glandes de la peau que deux ou trois jours après que la fiévre a commencé. Les taches rouges qu'on observe sur la peau des personnes qui ont la rougeole, ne paroissent souvent qu'après que la fiévre a duré vingt-quatre heures, & souvent plus longtems. La toux, l'oppression, la douleur de côté qui marquent l'engorgement des glandes du poulmon, paroissent souvent dans le premier accès de la fiévre : on voit même quelquefois les malades commencer dès lors à cracher un peu de sang, mais nous observons aussi quelquefois que tous ces accidens n'éclatent que le deuxiéme jour de la fiévre ; aussi il est bien certain que l'engorgement des glandes se fait quelquefois avant que la fiévre paroisse, qu'elles sont aussi souvent engorgées dans le commencement du premier accès ; mais qu'il arrive aussi assez souvent qu'elles ne sont engorgées, du moins sensiblement, qu'après le second, ou le troisiéme jour de la fiévre.

L'inflammation n'attaque pas toujours un seul viscere ; l'expérience nous apprend que plusieurs peuvent en être attaqués en même tems, car les glandes des différents visceres sont gonflées en même-tems lorsque les différentes humeurs sont épaissies en même-tems.

Nous observons encore que l'inflammation d'un viscere cause souvent dans la suite une inflammation dans un autre viscere : cela dépend de plusieurs causes différentes qu'il seroit inutile de rapporter dans ce Mémoire, parce qu'elles ne feroient qu'embarrasser les personnes qui ne sont pas instruites ; mais nous les détaillerons dans le Traité des fiévres que nous ferons pour les Etudians en Médecine : nous y expliquerons aussi par quelle raison un viscere dont les glandes sont engorgées, & obstruées depuis long tems, n'est pas toujours attaqué d'inflammation lorsqu'il survient une fiévre vive.

L'idée générale de la cause de l'inflammation doit faire connoître aux personnes même qui n'ont nuls principes de Médecine,

1°. Que dans ces fiévres les saignées doivent être placées plus près les unes des autres, & qu'elles doivent être plus souvent réiterées que dans les fiévres continues simples, puisqu'il ne s'agit pas seulement de tirer assez de sang pour qu'il ne distende pas outrément les vaiſſeaux en général, mais encore pour empêcher qu'il s'engorge dans les vaiſſeaux particuliers d'un viſcere dont pluſieurs endroits ſont comprimés, & retrécis par le gonflement des glandes.

2°. Qu'il ne ſuffit pas de mettre en uſage les remedes ſimplement capables de guérir la fiévre, c'eſt-à-dire le regime, les délayants, les ſaignées, les purgatifs, comme il eſt marqué dans le Mémoire des fiévres continues ſimples; mais qu'on doit éncore mettre en uſage d'autres remedes capables de donner plus de fineſſe, & de fluidité à l'humeur épaiſſie & engorgée, afin de débarraſſer les glandes; car il ne ſeroit pas prudent d'attendre de la nature la fonte, & la réſolution de l'humeur épaiſſie, d'autant plus que pour l'ordinaire ces humeurs engorgées étant échauffées cauſent une ſuppuration dans la partie, ou qu'elles y portent la gangrenne. Le Médecin doit ſeconder la nature dans ſes opérations, il doit donc l'aider à donner plus de fluidité aux liqueurs épaiſſies, & à débarraſſer les glandes.

On ne peut leur en donner que par des remedes dont les parties fines puiſſent pénétrer les humeurs épaiſſies, déſunir, & ſéparer leurs parties trop étroitement liées, & qui forment en conſequence des molecules trop groſſieres & trop compactes, or pour que les remedes puiſſent pénétrer les humeurs épaiſſies, & ſe mêler exactement avec elles, il faut qu'ils leur ſoient anologues, ou homogenes, c'eſt-à-dire, qu'ils ſoient à peu près du même caractere que les humeurs épaiſſies.

D'où il ſuit qu'on doit employer différents remedes dans les différentes fiévres inflammatoires; car comme les humeurs engorgées dans différentes glandes ſont d'un caractere différent, par exemple, comme l'humeur qui ſe ſépare par les glandes du poulmon eſt différente de celle qui ſe filtre par les glandes du foye, il faut que les remedes qu'on employe dans les fiévres inflammatoires

inflammatoires du foye pour en débarrasser les glandes, soient differens de ceux qu'on met en usage dans les fiévres inflammatoires du poulmon pour débarrasser les glandes de ce viscere ; c'est pourquoi nous donnerons un Mémoire pour chaque fiévre inflammatoire en particulier[1], quoiqu'en général la conduite qu'on doit tenir pour guérir ces sortes de fiévre ne soit pas fort différente.

De la Fiévre inflammatoire du poulmon.

Cette fiévre est ordinairement fort vive dès le commencement, la respiration de ces malades est gênée, tantôt par une douleur vive, & tantôt par une simple oppression qu'ils expriment en se plaignant d'un poids, ou pesanteur sur la poitrine, ils toussent fréquemment, leur toux est quelquefois seche, & quelquefois grasse, ou humide ; les crachats sont souvent gluants, & épais ; d'autre fois séreux, c'est-à-dire, extrêmement fluides, on les trouve quelquefois sanglans dès le premier jour ; ils ne le deviennent souvent que le second, ou le troisiéme jour. Ces accidens sont des signes certains d'une inflammation dans quelque endroit du poulmon.

Lorsqu'elle est dans la membrane externe de ce viscere, ou dans la pleure qui sont des membranes fort tendues, & fort sensibles, le malade ressent une douleur vive à l'endroit où est l'inflammation ; pour lors cette maladie se nomme pleurésie : mais lorsque l'inflammation n'attaque que l'intérieur du poulmon qui est insensible, le malade a la respiration fort gênée, sans douleur vive, & ne se plaint principalement que d'une grande oppression, & d'une pesanteur sur la poitrine. On nomme cette maladie péripneumonie, & vulgairement fluxion de poitrine.

Il est certain que dans l'une & l'autre maladie, les glandes du poulmon sont fort gonflées par l'humeur qui y eſt engorgée, qu'elles compriment les vaiſſeaux ſanguins qui ſont autour d'elles, qu'elles en retréciſſent le diametre, & qu'elles empêchent que le ſang ne les traverſe facilement, comme nous l'avons dit; ainſi on doit les traiter de la même maniere.

Cette connoiſſance ſuffit pour faire ſentir aux perſonnes même qui ne ſont pas de la profeſſion, 1°. combien il eſt néceſſaire de ſaigner promptement, & abondamment dans ces maladies, puiſque c'eſt le ſeul remede capable d'éviter que le ſang ne faſſe irruption dans les vaiſſeaux lymphatiques, c'eſt-à-dire, qu'il ne paſſe de ſes vaiſſeaux dans les vaiſſeaux capillaires lymphatiques,

2°. Qu'il eſt eſſentiel de donner de la fluidité au ſang, & à toutes les liqueurs, pour qu'elles puiſſent couler facilement dans leurs vaiſſeaux, & pour que celles qui ſont engorgées dans les glandes puiſſent s'en échapper.

Pour remplir cette derniere indication, on mettra d'abord les malades au bouillon pour toute nourriture, on leur en donnera un de quatre heures, en quatre heures, & on leur fera boire abondamment des tiſanes marquées ci-après.

On commencera à ſaigner les malades dès que la chaleur de la fiévre ſera bien établie, & bien marquée, on leur tirera d'abord trois ou quatre palettes de ſang d'un des bras ſelon leur force, & la violence de la fiévre.

Deux heures après on leur donnera un lavement d'eau ſimple; trois ou quatre heures après on réïterera la ſaignée; & ſi le redoublement eſt long, on en fera une troiſiéme, & même une quatriéme; car comme la circulation du ſang ſe fait difficilement dans le poulmon par rapport à l'engorgement des glandes de ce viſcere, il faut faire dans les commencemens pluſieurs ſaignées fort proche les unes des autres pour tâcher d'éviter que le ſang ne paſſe dans les vaiſſeaux lymphatiques de ce viſcere, & que l'inflammation ne faſſe en peu de tems de grands progrès : il eſt donc abſolument néceſſaire de faire deux, trois ou quatre ſaignées dans les premieres vingt-quatre heures ſelon que la violence de la fiévre, & les accidens le demanderont ; ainſi on ſaignera d'autant plus ſouvent, & on ſera des ſaignées d'autant plus grandes, que les crachats ſeront plus ſanglans, que la reſpiration ſera plus gênée, que la toux ſera plus vive, & que la fiévre ſera plus forte, &c. On proportionnera cependant la quantité de ſang qu'on tirera à chaque fois à la force, l'âge, & le temperament du malade.

Dès que ce redoublement ſera fort diminué, on fera donner au malade un lavement purgatif, & on commencera à lui faire boire entre chaque bouillon deux verres de l'apozême marqué à la fin de ce Mémoire.

On continuera ce même regime pendant le redoublement ſuivant, pendant lequel on reſſaignera encore le malade une, deux ou trois fois ſelon que la fiévre, la violence de la toux, le crachement de ſang, & les autres accidens l'indiqueront ; on lui donnera outre cela pendant ce redoublement un, ou deux lavemens d'eau ; & après qu'il ſera fini, on lui fera prendre un lavement purgatif : on lui fera avaler ſouvent une petite cuillerée d'huile toute ſeule, ou mêlée avec une demi-cuillerée de ſirop de Capillaire, ou de ſirop de Guimauve pour faciliter la ſortie des crachats. Les perſonnes riches uſeront du looque ſuivant au lieu d'huile.

On commencera auſſi à la fin de ce rédoublement l'uſage de l'Opiat pectoral marqué à la fin de ce Mémoire pour fondre & diviſer l'humeur engorgée dans les glandes : le malade en prendera trois, ou quatre priſes par jour dans le milieu de l'intervalle qu'on met entre chaque bouillon : il avalera chaque priſe envelopée dans du pain à chanter ; il boira par-deſſus une taſſée d'apozême, ou de tiſane, ou bien on déleyera chaque priſe d'opiat dans deux ou trois cuillerées d'une taſſée d'apozême, ou de tiſane, & il boira le reſte par-deſſus; on tâchera de placer cet opiat dans le tems où la fiévre eſt moins violente, il n'y aura cependant nul inconvenient à le donner dans le fort de la fiévre.

Si l'inflammation eſt dans la membrane externe du poulmon, ou dans la Pleure, pour lors le malade reſſent une douleur à un des côtés de la poitrine; & comme cette inflammation eſt dans un lieu moins profond, & moins intérieur que dans la péripneumonie, les remedes externes peuvent aider à la diſſiper, & à diminuer la douleur; c'eſt pourquoi on appliquera ſur la partie douloureuſe un ſachet de ſon rouſſi dans une poële, ou un des cataplaſmes marqués à la fin de ce Mémoire.

Si la vivacité de la douleur de côté, ou une toux ſeche, & fréquente empêche le malade de dormir, & que ſes crachats ne ſoient que ſéreux, on lui donnera les ſoirs (une heure & demie après un bouillon) une priſe de la poudre de Corail anodine ſuivant le Mémoire de ſon uſage, ou quelqu'autre narcotique, c'eſt-à-dire, quelqu'autre remede capable de lui procurer du ſommeil en calmant la vivacité de la douleur, ou de la toux, &c.

Si le malade crache abondamment, & que les crachats ſoient épais, & gluants, & que la douleur de côté ne l'empêche pas de repoſer, on ne lui donnera point de poudre de Corail, ni aucun autre narcotique: on s'abſtiendra auſſi de ce remede lorſque le malade ſera aſſoupi, ou qu'il aura une grande propenſion au ſommeil.

Pour rendre plus efficace l'effet de la poudre de Corail anodine, il faut mêler dans chaque priſe le quart, ou la moitié d'un grain de Kermès minéral.

L'on continuera l'uſage de l'opiat pectoral, des

bouillons, & de la grande boisson jusqu'à ce que l'on voie couler des matieres bilieuses par le moyen des lavemens, & qu'on observe quelques-uns des signes de la coction, c'est-à-dire, de la fonte des humeurs, & de la détension des parties solides marqués dans le Mémoire des fiévres continues simples.

On saignera cependant les malades dans le fort des redoublemens tout autant de fois que l'ardeur de la fiévre, ou la vivacité de la douleur de côté, ou la difficulté de respirer le demanderont, & on lui donnera le soir de la poudre de Corail anodine, ou un autre narcotique, toutes les fois que la douleur de côté, ou la violence de la toux en marqueront la nécessité : on observera cependant de ne pas donner ce remede trop près de la saignée, on laissera au moins trois ou quatre heures de distance pour que le malade ait eu le tems de reprendre des forces; autrement le narcotique pouroit le jetter dans un trop grand accablement.

Il est certain que la grande raréfaction du sang, & la force avec laquelle il est poussé dans tous les vaisseaux pendant le fort des redoublemens, fait faire à l'inflammation des progrès plus considérables, & plus rapides que ceux qu'elle fait dans le tems où la fiévre est moindre; il est donc bien nécessaire de prévenir les retours de ces redoublemens, ou du moins d'en diminuer la violence. Nous avons dit qu'ils étoient causés, & entretenus par les humeurs; ainsi dès qu'on les a rendu fluides par les boissons, les apozêmes, &c. & qu'on a diminué la roideur, & la tension des parties solides par les saignées, &c. il faut les évacuer, on doit se servir par préférence d'un vomitif, par les raisons que nous avons déja marquées; ainsi on donnera au malade une prise de la poudre vomitive proportionnée à son âge, à ses forces, &c. comme il est marqué dans le Mémoire de l'usage de ce remede : on ne doit point craindre qu'il augmente le crachement de sang; on poura au contraire observer que ce remede le diminue, pourvu que le malade ait été auparavant suffisamment saigné, & détrempé : on fera avaler ce remede peu de tems après que le redoublement aura cessé, afin que son effet soit fini avant que le prochain redoublement recommence.

Si la douleur de côté, ou la toux augmentent après que le malade aura pris un vomitif, ou un purgatif comme il arrive lorsque le redoublement suivant est fort considérable, on fera encore saigner le malade une, ou deux fois : on lui donnera trois ou quatre heures après la derniere saignée une prise de la poudre de Corail anodine, ou un autre narcotique pour calmer ces accidens, & donner au malade du sommeil, ou du moins de la tranquillité pendant la nuit.

Quand même la douleur de côté, la toux, l'oppression, ou autres accidens n'augmenteroient pas, cependant si le redoublement qui suit le vomitif ou le purgatif, est violent, & que la fiévre soit considérable, on saignera le malade dans le fort de ce redoublement.

Si la douleur de côté, & la toux ne fatiguent point le malade, on ne lui donnera pas de la poudre de Corail anodine, ni d'autres narcotiques qu'on bannira toujours toutes les fois qu'il y aura trop d'assoupissement.

Pendant ce redoublement on donnera au malade des lavemens d'eau, on le fera boire souvent, & on lui donnera ses bouillons à l'ordinaire ; dès que le redoublement sera sur sa fin, on recommencera l'usage de l'opiat pectoral, comme il est marqué ci-dessus, en continuant du reste les bouillons, la tisane, les lavemens d'eau, &c.

Le jour suivant, c'est-à-dire, deux jours après qu'on aura donné le vomitif, on repurgera le malade pour évacuer les humeurs qui auront été fondues depuis ce remede.

Si le malade a eu des envies de vomir, ou s'il a vomi de la bile depuis le premier vomitif, ou s'il y a quelque accident qui marque que ſon eſtomach eſt encore plein d'humeurs, on le fera vomir une ſeconde fois de la même maniere que la premiere : ſi au contraire, il n'y a nulle indication qui demande qu'on le faſſe vomir une ſeconde fois, on le purgera ſimplement.

Les perſonnes qui ſont riches ou délicates avaleront une potion purgative faite avec la caſſe, la mane, & le ſel vegetal bouillis dans de l'eau, & paſſé.

Les pauvres ou les payſans ſeront purgés avec une doſe de pilules univerſelles purgatives convenables à leur âge, leur force, &c. comme il eſt marqué dans le Mémoire de leur uſage ; on mettra cette doſe en poudre dans un mortier, & on en fera un bol avec un peu d'huile, on la fera avaller aux malades dans du pain à chanter, & ils boiront par-deſſus une taſſée de tiſane, ou on la délayera dans deux cuillerées de tiſane, & ils en boiront un verre par-deſſus.

Si cette doſe n'a pas produit d'évacuation deux heures après qu'elle aura été avallée, on fera prendre encore au malade le tiers, ou la moitié d'une pareille doſe de la même maniere.

On continuera à purger les malades de deux jours l'un avec les pillules univerſelles, comme il eſt marqué ci-deſſus, juſqu'à ce que la fiévre, & les autres accidens ſoient fort diminués.

Dans l'intervalle des médecines on continuera de leur donner des bouillons légers, de les faire boire ſouvent, de leur faire uſer de l'opiat pectoral, & de leur faire donner des lavemens, comme il eſt marqué.

Si l'oppreſſion, le crachement de ſang, &c. ou la violence de la fiévre demandent une ſaignée, il faudra la faire dans le jour d'intervalle qu'on laiſſe entre les purgatifs. On donnera de la poudre de Corail anodine le ſoir du jour que le malade aura été purgé, ſi la violence de la toux, ou la douleur de côté, ou ſi l'inſomnie l'exigent.

Si après cinq ou ſix ſaignées du bras le malade tomboit dans un assoupissement accompagné d'un délire sourd sans qu'on observât des mouvemens convulsifs ni dans les doigts, ni dans la main, ni dans le visage, &c. pour lors on fera faire au malade une ou deux saignées de la gorge ; si au contraire le délire est violent, si l'assoupissement est accompagné de mouvemens convulsifs, il faudra faire les saignées à un des pieds.

Si les malades sont fort assoupis, s'ils ont de grands maux de tête, ou du délire, &c. dès le commencement de leur maladie, c'est-à-dire, presqu'en même-tems qu'ils commencent à cracher du sang, ou à tousser, ou à être oppressés, ou à ressentir une douleur vive au côté ; pour lors il est certain que le cerveau, & le poulmon sont en même-tems menacés d'inflammation, le cerveau ayant beaucoup moins de ressort que le poulmon est moins en état de résister à l'inflammation ; ainsi il faut travailler d'abord à le débarrasser, c'est pourquoi on commencera à saigner le malade au pied, & on réiterera toujours cette saignée jusqu'à ce qu'il n'y ait plus rien à craindre pour le cerveau.

Outre cela, comme l'inflammation du cerveau (qui est pour lors jointe à la pleuresie) demande qu'on évacue les humeurs à mesure qu'on les met en fonte ; on rendra l'opiat pectoral un peu purgatif de la maniere qu'il est marqué à la fin de ce Mémoire.

On placera le vomitif dès que l'épaississement des humeurs, & l'extréme tension ou roideur des parties solides seront assez diminuées pour pouvoir se flatter que ce remede procurera des évacuations d'un bon caractere. Les signes que nous avons donnés dans le Mémoire des fiévres continues simples pour s'assurer de la coction des humeurs, doivent décider du moment où l'on doit commencer à donner un vomitif, ou un purgatif.

On conduira au reste le malade pendant le cours de la maladie de la maniere prescrite ci-dessus, c'est-à-dire, qu'on le saignera ou du pied, ou du bras, autant que l'exigeront les accidens qui menaceront la tête ou la poitrine, & que la vivacité de la fiévre le demandera, qu'on détrempera les humeurs par la boiſſon, & les apozêmes, qu'on tâchera de débarraſſer les glandes par l'uſage de l'opiat, & qu'on évacuera les humeurs fondues par des purgatifs reiterés en les plaçant comme nous l'avons marqué, & qu'on obſervera de ne point donner de poudre de Corail anodine toutes les fois qu'il y a de l'aſſoupiſſement, ou grande propenſion au ſommeil, ou délire, &c.

S'il reſte de legers redoublemens de fiévre après que les accidens dépendans de l'inflammation du poulmon ſeront diſſipés, pour lors on aura recours à la tiſane de Quinquina marquée dans le Mémoire des fiévres continues ſimples.

S'il ſurvient au malade pendant le cours de la maladie, un dévoiement ſéreux, on changera les bouillons, & les tiſanes, & on ſe ſervira de ceux qui ſont marqués à la fin de ce Mémoire : on donnera le ſoir au malade une priſe de la poudre de Corail anodine, ou un autre narcotique, ou de la Theriaque, ſuppoſé qu'il ne ſoit pas aſſoupi.

On ne le purgera pas avec les pilules univerſelles, mais on ſe ſervira d'un purgatif fait avec le rapontic décrit à la fin de ce Mémoire.

On fera prendre dans l'intervalle des purgatifs l'opiat marqué ci-après à la place du premier opiat pectoral, dont nous avons parlé.

Lorſqu'on n'a pas été averti dès le commencement de la maladie, il faut mettre les malades à une diette encore plus ſévere, en ne donnant pendant deux jours des bouillonts que de ſix heures en ſix heures, & on fera faire les premieres ſaignées à quatre ou cinq heures d'intervalle, ſelon les forces du malade, & la grandeur des accidens : on ſuivra enſuite ce qui a été marqué.

Bouillon.

Les bouillons des malades qui ſont à leur aiſe ſeront faits avec le veau , & la volaille, comme il eſt marqué dans le Mémoire des fiévres continues ſimples.

Les Pauvres feront les leurs avec les iſſues, ou les extrémités des animaux ; & les malades qui ſeront dans l'extrême miſere avec le beure , l'eau , la farine , ou le ris , on pourra délayer une ou deux fois par jour un jaune d'œuf dans un de ces bouillons.

Lorſqu'il y aura un dévoiement ſéreux , on y mêlera les lentilles ; la maniere de faire ces bouillons eſt marquée à la fin du Mémoire des fiévres continues ſimples.

Tiſane.

Les tiſanes ſeront faites avec le chiendent , & la racine de Guimauve, & on y ajoutera, ſi on veut, un peu de regliſſe , & deux pincées de fleurs de bouillon-blanc , ou des feuilles de coquelico.

Lorſque la toux ſera fort ſeche , & très-fréquente , ou que la douleur de côté ſera vive , on fera bouillir avec le chiendent dans une pinte d'eau, la moitié d'une tête de pavot blanc rompue par morceaux , & des fleurs de bouillon-blanc.

Lorſqu'il y aura un dévoiement ſéreux , on y joindra un peu de corne de cerf calcinée ; ſi le dévoiement eſt très-conſidérable , on ſe ſervira de la tiſane faite avec la mie de pain , & la corne de cerf , comme je l'ai marqué dans le Mémoire des fiévres continues ſimples.

Looch.

Prenez un demi gros de regliſſe en poudre , faites-le bouillir un moment dans un gobelet d'eau bouillante , enſuite on le paſſera.

Prenez trente grains de gomme adragant en poudre fine, mettez-les dans un mortier de marbre, verſez deſſus le gobelet d'eau de regliſſe chaude en broyant le tout juſqu'à ce que la gomme ſoit bien diſſoute, pour lors on y ajoutera une demi-once de ſyrop de Diacode, & une once d'huile d'amandes douces, on en met chaque fois une petite cuillerée à caffé dans la bouche.

Opiat pectoral.

Prenez blanc de baleine un demi-gros, caſſonade un gros, craye de Briançon un demi-gros, Kermès mineral un grain & demi, le tout bien broyé enſemble, & incorporé avec une ſuffiſante quantité de ſyrop de Guimauve pour faire un bol.

Si le malade a paſſé quinze ans, on partagera cet opiat en trois priſes, s'il eſt au-deſſous de cet âge, mais qu'il ait plus de huit ans, on partagera cet opiat en ſix priſes, & s'il eſt encore plus jeune, on partagera cette doſe en huit priſes.

Comme pluſieurs payſans ne pourront pas avoir aiſément de cet opiat, on leur donnera à la place un demi-grain de Kermès minéral à chaque fois mêlé dans une cuillerée d'huile, ou de ſyrop de Capillaire, & on leur fera boire par-deſſus un verre d'apozême. Si ces malades n'ont pas quinze ans, on ne leur donnera à chaque fois que le quart d'un grain de Kermès minéral, & la priſe d'apozême par-deſſus à l'ordinaire.

Opiat pectoral & purgatif dont on doit ſe ſervir lorſqu'il y a une fiévre maligne jointe à une fluxion de poitrine.

Prenez un demi-gros de blanc de baleine, un gros de caſſonade, une pilule univerſelle purgative miſe en poudre, un grain & demi de Kermès minéral, le tout bien broyé enſemble, & partagé en trois priſes, ſupposé que le malade ait passé quinze ans ; s'il est au-dessous, on partagera cette d'ose d'opiat en six prises.

Opiat pectoral pour les malades qui ont un dévoiement séreux.

Prenez craye de Briançon un demi-gros, corne de cerf calcinée un gros, Kermès minéral un grain ; le tout bien broyé ensemble, & incorporé avec le syrop de capillaire pour faire un opiat de consistence molle, on le partagera en trois prises pour les personnes qui ont plus de quinze ans, en six prises pour celles qui sont au-dessous.

Les paysans qui ne pourront pas faire faire cet opiat prendront le tiers d'un grain de Kermès minéral délayé dans une cuillerée de leur tisane, & ils en boiront un demi-verre par-dessus.

Apozême.

Ils seront faits avec une poignée de feuilles de Bourrache, autant de Buglose, & autant de Scolopendre, le tout rompu par morceaux, & bouilli légérement dans une pinte d'eau (mesure de Paris) ; ensuite on le passera.

Lorsqu'il y aura du dévoiement on ne donnera plus d'apozême.

Purgation pour les malades qui ont un dévoiement séreux.

On purgera ces malades avec une once de catholicon double bouilli dans un verre d'eau, ou un quarteron de Casse en bâton, & un demi-gros de Rhubarbe bouilli dans la même quantité d'eau, & on le passera.

On purgera les pauvres avec un gros & demi, ou deux gros de Rapontique, vingt grains de corne de

Cerf calcinée, & huit ou dix grains de racine de Guimauve, le tout bouilli un moment dans un grand gobelet d'eau, & paſſé : les malades qui ſont au-deſſous de quinze ans ne prendront que la moitié de ces doſes.

Cataplaſme.

Lorſqu'il y a une douleur de côté vive, l'on applique ſur la partie un cataplaſme fait avec les quatre farines réſolutives, & la pulpe des feuilles de Vervaine, le tout bouilli dans un peu de lait pour faire un cataplaſme épais.

Les malades qui ſeront pauvres feront un cataplaſme avec de l'étoupe, ou de la filaſſe que l'on couvrira de blancs d'œufs, & l'on mettra deſſus du poivre, ou du gingembre en poudre : on contient ce cataplaſme ſur la partie douloureuſe, en mettant autour du malade une petite nappe pliée en trois, ou quatre, qui paſſe ſur ce cataplaſme, & qui l'aſſujettit.

Ils pourront ne mettre ſur la partie malade que du ſon rouſſi dans une poële, on l'enferme entre deux linges, & on l'applique le plus chaud qu'on peut le ſoutenir.

On ſe ſert auſſi du lait bouillant, on en met dans une veſſie de cochon juſqu'à ce qu'elle ſoit à moitié pleine, on en ferme l'ouverture, & on l'applique ſur la partie douloureuſe.

L'on obſerve tous les jours que les ſels volatils qui exhalent du corps des animaux nouvellement tués, diviſent les humeurs, épaiſſiſſent & réſolvent les les engorgemens ; ainſi on applique avce ſuccès ſur la partie douloureuſe, des animaux nouvellement tués. On coupe la tête d'une volaille ou d'un chat, &c. on fend en deux ſur le champ le corps de cet animal, on l'applique tout chaud ſur le côté douloureux, on l'aſſujettit avec une petite nappe, ou une ſerviette qui entoure le corps du malade, & on laiſſe cet animal pendant huit ou dix heures ſur la partie douloureuſe.

METHODE

SUIVANT LAQUELLE LES personnes charitables doivent traiter les Pauvres de la Campagne attaqués de Fiévres Inflammatoires du cerveau.

LES fiévres inflammatoires du cerveau doivent être distinguées en deux especes différentes, l'une est vive dès les premiers momens ; l'autre est presque insensible, & n'éclate souvent que le troisiéme, ou le quatriéme jour, ce qui fait croire aux personnes qui ne sont pas instruites, ou qui n'ont pas vu plusieurs fois de pareilles maladies, que ces malades n'ont pasde fiévre.

Dans l'une & dans l'autre espece de ces fiévres les malades sont fort abbatus & accablés, ils sont assoupis, ou ils ont une grande propension au sommeil ; ils se plaignent d'une douleur de tête considérable, ou ils la sentent lourde, pesante, & embarrassée.

Les personnes qui ont une connoissance exacte de l'œconomie animale, sçavent, que ces accidens communs à ces deux especes de fiévre, dépendent du défaut du *fluide spiritueux*, qui se nomme *esprits animaux*, & qu'on tombe nécessairement dans l'abbatement, l'assoupissement, &c. toutes les fois que ce fluide ne se filtre plus aussi abondamment qu'à l'ordinaire par les glandes du cerveau, & n'est plus distribué par les nerfs dans une quantité suffisante pour soutenir la tension & le ressort de toutes les parties solides. On ne peut penser que cette diminution dans la filtration de ce fluide spiritueux, vienne de la trop petite quantité que le sang en fournit, lorsque le malade n'est pas épuisé par une fatigue outrée, par une grande maladie précédente, lorsque son sang n'a pas été épaissi tout d'un coup par un grand froid, par quelque corps capable de le coaguler, ou par le mêlange d'une grande quantité de chile crud & grossier.

Lorsque nul accident, ou signe ne peut nous déterminer à penser que le défaut d'esprits animaux vienne de la trop petite quantité que le sang en fournit, on a raison de croire, qu'il dépend de quelque dérangement dans l'organe qui doit les filtrer, c'est-à-dire, dans les glandes du cerveau.

Ce dérangement peut dépendre de l'engorgement des glandes, ou de leur rétrecissement, & de celui de leurs vaisseaux sécretoires & excretoires. La cavité des glandes ne peut être engorgée, que par l'épaississement de l'humeur qui doit s'y filtrer : celle qui se sépare par les glandes du cerveau, est d'une si grande finesse ; qu'il est diffiicile de concevoir, qu'elle pût les engorger, à moins qu'elle ne fût alliée avec quelques liqueurs plus grossieres. Ces liqueurs, ou parties plus grossieres ne peuvent pénétrer dans les glandes, tant qu'elles conservent leur ressort naturel ; ainsi lorsqu'il n'y a eu précédemment aucun signe qui pût faire penser qu'elles eussent perdu leur ressort, & qu'elles eussent été relâchées, on ne pourra pas attribuer le dérangement de la filtration des esprits animaux à l'engorgement des glandes.

On doit donc regarder le rétrécissement des glandes, ou de leurs vaisseaux sécretoires, & excretoires, comme la cause du défaut de la filtration des esprits. Leur rétrécissement ne peut être produit que par une compression, & ils ne peuvent être comprimés que par les vaisseaux sanguins, & lymphatiques qui les entourent.

Ces vaisseaux ne peuvent les comprimer, s'ils ne sont plus gros, & plus gonflés qu'ils ne le sont dans l'état naturel : leur gonflement, ou leur distension ne peut dépendre que de la raréfaction des liqueurs, ou de leur engorgement.

Toutes les liqueurs sont fort rarefiées, lorsque le malade a une fiévre vive, & pour lors tous les vaisseaux sanguins & lymphatiques sont fort gonflés, comme nous l'avons dit, ainsi ils doivent comprimer les glandes du cerveau, & par consequent empêcher, ou diminuer la filtration des esprits animaux, & leur distribution dans toutes les parties : nous en avons tous les jours des preuves dans la pratique, quand nous voyons des malades attaqués de simples fiévres intermittentes tomber dans l'affaissement, dans l'assoupissement, & même dans le délire pendant le fort des accès.

Lorsque ces accidens ne dépendent que de la raréfaction des liqueurs, ils diminuent à proportion que cette raréfaction se calme, & ils cessent entiérement dès qu'elle est fort moderée, puisque dans ces mêmes fiévres intermittentes, l'affaissement, l'assoupissement, le délire, &c. cessent dès que la violence de l'accès est fort modérée.

Nous observons que ces mêmes accidens arrivent dans le fort des redoublemens des fiévres continues simples, & qu'ils cessent de même dès que le redoublement est fort diminué.

Mais comme dans les fiévres inflammatoires du cerveau, ces accidens ne cessent pas après que le redoublement est fini, & que la fiévre est médiocre, c'est-à-dire, après que la raréfaction du sang est fort diminuée, il est certain qu'ils ne dépendent pas de la seule raréfaction des liqueurs.

Le Gonflement des vaisseaux du cerveau vient donc pour lors de leur engorgement ; les liqueurs ne s'y engorgeroient pas, si elles pouvoient les traverser avec leur rapidité, & leur facilité ordinaires. Rien ne peut les en empêcher que leur épaississement: en effet dès qu'elles ont perdu leur ténuité, & leur fluidité

fluidité naturelle, elles coulent lentement, & elles ne traversent plus aisément les vaisseaux capillaires, dont les replis, & les tortuosités sont infinis ; elles s'y arrêtent, ou la quantité qui en sort est moindre que celle qui y est poussée avec force par les gros vaisseaux; ainsi peu-à-peu ces vaisseaux capillaires sont distendus, & gonflés.

Quoique nous ayons dit que le gonflement des vaisseaux dépendoit de l'épaississement des liqueurs, nous ne pensons pas que toutes celles qu'on comprend sous les noms de sang, & de lymphe, soient épaissies au point de ne pouvoir couler aisément ; car en ce cas, les vaisseaux de tous les visceres seroient également gonflés, & engorgés : or comme il n'y a de dérangement, que dans les fonctions du cerveau, il n'y a d'engorgement que dans les vaisseaux de ce viscere.

Pour concevoir clairement la cause de l'engorgement particulier de ces vaisseaux, il faut se rappeller, que les vaisseaux du cerveau, (de même que tous ceux des autres visceres) doivent être distingués en plusieurs classes : les plus gros, & les plus sensibles, sont les vaisseaux sanguins, c'est-à-dire, ceux qui renferment cette liqueur rouge, qu'on nomme *sang* ; les autres moins forts, & moins apparents, qui sortent des vaisseaux sanguins, sont les premiers vaisseaux lymphatiques, c'est-à-dire, les vaisseaux qui reçoivent cette liqueur blanche, qu'on nomme *lymphe*, dès qu'elle se sépare du sang.

Nous ferons voir dans le Traité des sécrétions que nous donnerons pour les étudians en Médecine.

1°. Que ces premiers vaisseaux lymphatiques, sont encore subdivisés en plusieurs classes de vaisseaux lymphatiques plus fins, qui sortent les uns des autres, comme les premiers vaisseaux lymphatiques sortent des vaisseaux sanguins.

2°. Que les vaisseaux lymphatiques les plus fins, & qui sont les plus proches des glandes, ne doivent renfermer qu'une lymphe très-fine, & homogene à celle qui doit être filtrée par la glande prochaine, c'est-à-dire, que la liqueur qui coule dans ces vaisseaux les plus fins est fort approchante du caractere de celle qui va être filtrée, elle n'en differe même peut-être que par la grossiereté des parties qui la composent, lesquelles ne sont pas encore assez affinées.

En effet, une humeur d'un certain caractere ne pourroit être filtrée constamment par les mêmes glandes, si elle étoit confondue, & confusément mêlé avec une infinité d'autres humeurs différentes tumultueusement agitées, tant par la fermentation qui s'y passe, que par la force avec laquelle elles sont poussées, & broyées par les vaisseaux, & les autres parties voisines. Pour que les sécrétions, c'est-à-dire, les filtrations des différentes humeurs puissent se faire exactement, & constamment, il faut que l'humeur, qui va être filtrée, soit débarrassée, & séparée d'une infinité d'autres humeurs étrangeres, & que son mouvement soit lent & tranquille : cette séparation ne se peut faire exactement que par gradation, & la liqueur qui doit être filtrée, ne peut acquerir un certain degré de lenteur, qu'en passant successivement des vaisseaux plus forts, & plus gros, dans des vaisseaux plus fins, & plus étroits, qui ne la poussent plus avec force, & dans lesquels son cours soit rallenti par les frottemens considérables qu'elle y souffre.

L'ordre, & la méchanique des sécrétions demande donc que l'humeur qui doit être filtrée, passe d'abord des vaisseaux capillaires sanguins, dans les vaisseaux lymphatiques les plus forts, & successivement de ceux-ci dans d'autres vaisseaux plus déliés qui sont les plus proches de la glande, & qui y portent la liqueur épurée, qui doit y être filtrée.

Il suit de cette théorie, que les vaisseaux lymphatiques les plus fins contiennent une liqueur particuliere au viscere dans lequel ils sont, & que cette liqueur est différente de celle qui coule dans les vaisseaux des autres visceres. Or comme nous avons fait voir dans le premier Mémoire des fiévres inflammatoires, que l'humeur qui se filtre par les glandes d'un viscere, peut être alterée, épaissie, &c. sans qu'aucune de celles qui se séparent par les glandes des autres parties, aient reçu la moindre altération : celle du cerveau peut donc être épaissie de même séparément des autres humeurs.

Dès que cette humeur particuliere au cerveau sera plus épaissie, & plus grossiere qu'elle ne doit être, elle coulera d'autant plus lentement dans ses vaisseaux, qu'ils sont plus foibles que ceux des autres visceres, parce qu'ils ne sont pas soutenus, & enfermés entre des feuillet membraneux, aussi forts, & aussi élastiques que ceux des autres parties ; car personne n'ignore que le cerveau est un corps bien plus mol que le foye, le poulmon, & que toutes les autres parties.

La trop grande lenteur du cours de cette liqueur trop épaissie empêche qu'elle ne sorte de ces vaisseaux, dans une quantité égale à celle qui y est poussée par des vaisseaux plus forts ; ainsi elle s'y engorge, elle les gonfle, & les distend ; Dès qu'ils sont gonflés, ils compriment nécessairement les glandes qu'ils entourent ; ils empêchent que les esprits animaux ne soient filtrés aussi abondamment qu'ils le sont ordinairement, & toutes les parties en reçoivent une moindre quantité ; ainsi les malades tombent nécessairement dans l'affaissement, l'assoupissement, &c.

On doit donc reconnoître pour causes premieres de ces accidens qui caracterisent les deux especes de fiévres inflammatoires du cerveau, l'épaississement de l'humeur lymphatique particuliere au cerveau, & le gonflement des vaisseaux qui la renferment.

Ces vaisseaux ne compriment pas, & ne rétrécissent pas seulement les glandes ; ils pressent aussi nécessairement les vaisseaux lymphatiques moins fins, avec lesquels ils sont entrelassés, ils rétrécissent leur cavité, & empêchent que la lymphe, qui y est apportée n'y circule aisément ; ainsi elle s'y engorge, d'autant plus que la partie qui devoit s'échapper par les vaisseaux les plus fins, ne peut plus y être déposée à cause de leur engorgement : ces vaisseaux moins fins étant engorgés, en pressent d'autres plus forts, & ainsi successivement le cours de la lymphe est gêné jusques dans les plus gros vaisseaux lymphatiques, qui compriment ensuite les vaisseaux capillaires sanguins. Dès que plusieurs d'eux sont comprimés, & rétrécis, le cours du sang y est interrompu, & l'inflammation du viscere suit de près, comme nous l'avons dit, dans le premier Mémoire des fiévres inflammatoires.

L'iflammation se fait d'autant plus promptement, & elle est d'autant plus considérable, que la fiévre est plus vive, parce que le sang étant pour lors plus raréfié, il distend davantage ses vaisseaux, il dilate les embouchures des premiers vaisseaux lymphatiques, & il agit sur elle avec force ; ainsi il y passe plus promptement, & plus abondamment, que lorsqu'il est moins raréfié, & qu'il est poussé avec moins de force, c'est-à-dire, qu'il passe dans ces premiers vaisseaux lymphatiques plus promptement, & plus abondamment, lorsque la fiév[illegible] est vive, que lorsqu'elle est médiocre.

C'est par cette raison, que les symptômes, ou accidens qui arrivent dans les deux especes de fiévres malignes, & qui leur sont communs, sont bien plus forts, & plus apparens lorsque la fiévre est vive, que lorsqu'elle est presqu'insensible ; en effet, l'affaissement & l'assoupissement qui sont les premiers symptômes qui caracterisent les deux especes de fiévres inflammatoires du cerveau, sont plus considérables dans l'espece qui est d'abord accompagné d'une fiévre vive ; car, pour lors les glandes du cerveau ne sont pas seulement comprimées par le gonflement des vaisseaux dans lesquels l'humeur épaissie est engorgée, elles le sont par tous les vaiſſeaux ſanguins, & lymphatiques qui ſont gonflés par la raréfaction de ces liqueurs, & de celles mêmes qui ſont engorgées, au lieu que les glandes du cerveau ne ſont comprimées que par le ſeul engorgement des vaiſſeaux lymphatiques, lorſque la fiévre eſt preſque inſenſible.

Lorſqu'elle eſt vive, le delire eſt plus fort, & plus apparent, les malades parlent haut, ils crient, ils s'agitent, leurs mouvemens convulſifs ſont plus forts, plus fréquens, leurs yeux ſont vifs, & étincelans, & ſouvent parſemés de vaiſſeaux rouges, &c. au lieu que le delire eſt ſourd, & ſouvent peu ſenſible; lorſque la fiévre eſt très-médiocre, les malades parlent bas, & entre leurs dents, leurs mouvemens convulſifs ſont plus foibles, & plus languiſſans, & ſouvent moins fréquens: ces malades s'agitent moins, leurs yeux ſont plûtôt éteints & mornes, que vifs & étincelans; enfin l'inflammation des membranes du cerveau ſe fait plus tard, & ſes progrès ſont moins rapides lorſque la fiévre eſt médiocre, que lorſqu'elle eſt vive.

Quoique les accidens qui caracteriſent ces deux eſpeces de fiévres dépendent d'une même cauſe, on doit cependant les diſtinguer en deux claſſes différentes, comme nous l'avons dit; car dans l'une ces accidens, c'eſt-à-dire, l'affaiſſement, & l'aſſoupiſſement ſont accompagnés dès le commencement d'une fiévre aſſez vive: & dans l'autre, la fiévre eſt preſque inſenſible dans le commencement.

Nous nommerons la premiere: *Fiévre inflammatoire* du cerveau; il ne faut pas la confondre avec les fiévres continues ſimples, dans leſquelles les malades ne ſont aſſoupis, affaiſſés, ou dans le delire, que pendant le fort du redoublement: car comme ces accidens diſparoiſſent dès que le rédoublement eſt diminué, ils ne dépendent que de la raréfaction du ſang, au lieu que ces mêmes accidens ſubſiſtans toujours dans les fiévres inflammatoires du cerveau après que les redoublemens sont cessés : ils ont une cause différente, constante, & indépendante de la raréfaction des liqueurs, & de la fiévre : on ne doit donc pas donner le nom de fiévre inflammatoire du cerveau, comme on le fait souvent, à ces fiévres dans lesquelles l'assoupissement, l'affaissement, & le delire, ne sont que des accidens passagers, & dépendants de la seule raréfaction des liqueurs. Par la même raison qu'on n'appelle pas les fiévres intermittentes, dans lesquelles les malades sont assoupis, ou ont le delire, &c. des fiévres malignes, & qu'on ne nomme pas fluxions de poitrine, les fiévres dans lesquelles les malades ne crachent du sang que dans le fort des redoublemens. Le nom de fiévre inflammatoire du cerveau n'est dû qu'aux seules fiévres dans lesquelles il y a un désordre, ou un dérangement particulier, & constant dans le cerveau, en consequence duquel l'inflammation s'y forme plûtôt que dans aucun autre viscere.

Nous nommerons la seconde espece de fiévre inflammatoire du cerveau : *Fiévre maligne* ; ce nom lui a été donné, parce que la fiévre étant presque insensible dans le commencement, elle semble se cacher, & se voiler dans les premiers tems : on ne doit pas non plus la confondre avec toutes les fiévres qui sont très-vives dès le commencement.

Dans cette fiévre les liqueurs lymphatiques sont plus épaissies, que dans la fiévre inflammatoire du cerveau ; la médiocrité de la fiévre qui paroît dans le commencement en est une preuve certaine.

En effet la vivacité, ou la médiocrité de la fiévre dépend toujours, ou de la quantité plus ou moins grande des humeurs qui passent dans le sang, ou du caractere du sang plus ou moins propre à s'allumer facilement ; or puisque la fiévre est presque insensible dans le comment des fiévres malignes, il est certain, ou qu'il passe pour lors peu d'humeurs dans le sang, ou que le sang est moins disposé à s'enflammer.

Les levains fiévreux ne peuvent passer en petite quantité dans le sang, que, ou parce qu'il y en a peu de renfermé dans les liqueurs & dans les glandes, &c. ou parce que ceux qui y sont ne peuvent se développer d'abord en abondance ; cette fiévre devenant ordinairement vive le troisiéme ou quatriéme jour, quoi que le malade ait observé une diette exacte, & qu'une partie des humeurs ait été évacuée, par les saignées, les lavemens, & souvent même par un purgatif. Il est certain qu'il y avoit dès le commencement assez de levains fiévreux renfermés dans les liqueurs, dans les glandes, &c. pour causer une fiévre très-vive ; ainsi sa médiocrité ou foiblesse ne peut dépendre que de la petite quantité d'humeurs qui se développe à la fois.

Rien ne peut empêcher les humeurs de se développer en grande quantité, quand elles sont abondantes, que l'épaississement des liqueurs avec lesquelles elles sont mêlées ; d'où il suit que les liqueurs lymphatiques [dans lesquelles les levains fiévreux sont renfermés], sont plus épaisses & plus cruës, dans le commencement des fiévres vraiment mailgnes, qu'elles ne le sont dans les premiers tems des fiévres inflammatoires du cerveau.

Le sang s'allume plus ou moins promptement, selon que ses parties sont plus ou moins étroitement unies, & forment une masse plus épaisse & plus grossiere ; car il est constant qu'une liqueur fermente d'autant moins promptement, & d'autant moins facilement, que ses parties sont plus étroitement unies ; ainsi, en supposant que la médiocrité de la fiévre qui paroît dans le commencement des fiévres malignes, vient du caractere du sang, peu propre à s'allumer : Il seroit toujours certain que les liqueurs des Malades qui en sont attaqués, sont plus épaissies & plus compactes, pour ainsi dire, dans le commencement de cette maladie, qu'elles ne le ſont dans les premiers tems des fiévres inflammatoires.

Nous pouvons donc conclure de la médiocrité de la fiévre, qu'on remarque dans le commencement des fiévres malignes, & même de l'obſcurité ou de la foibleſſe des ſymptômes qui paroiſſent pour lors, que les liqueurs ſont plus épaiſſies & plus cruës, dans les premiers tems de ces fiévres, que dans le commencement des fiévres inflammatoires du cerveau.

Cet état différent des liqueurs, & la grande différence de la vivacité de la fiévre, demandent une conduite différente dans le traitement ou la curation de ces deux eſpéces de fiévre, ſur-tout, dans leur commencement. C'eſt pourquoi nous en ferons deux Mémoires ſéparés, d'autant plus que la guériſon des malades dépend ordinairement de la maniere dont ils ont été traités dans les premiers jours.

Curation des Fiévres inflammatoires du Cerveau.

Nous avons marqué que l'affaiſſement, l'aſſoupiſſement, &c. étoient des accidens qui caracteriſoient les fiévres inflammatoires du cerveau; mais nous avons fait obſerver en même-tems, que ces accidens pouvant être cauſés par la ſeule raréfaction du ſang, ils ne décidoient pas du caractere de la maladie, tant que la fiévre étoit très vive. Elle eſt toujours conſidérable, dès le premier accès de la fiévre inflammatoire du cerveau, proprement dite; ainſi on ne peut pas décider dès le premier accès, ſi le malade en eſt attaqué, quoiqu'il ſoit fort aſſoupi, fort affaiſſé, qu'il rêve, &c. il faut attendre que la force de ce premier accès ſoit paſſée. Si tous ces accidens ne diſparoiſſent pas, après que le redoublement eſt fort diminué, il ſera certain qu'ils dépendent d'une cauſe indépendante de la fiévre, c'eſt-à-dire, d'un engorgement conſtant dans les vaiſſeaux lymphatiques du cerveau, & par conſéquent que le cerveau eſt menacé d'une inflammation prochaine.

Il ſeroit très-imprudent d'attendre que la maladie fût caractériſée, pour preſcrire les remedes capables de diſſiper les accidens qui paroiſſent : car quoiqu'ils ne dépendent que de la grande raréfaction des liqueurs, il eſt toujours certain que tous les vaiſſeaux ſanguins & lymphatiques du cerveau, ſont extrêmement gonflés & diſtendus, on doit donc craindre qu'il ne ſe faſſe des engorgemens dans quelques-uns de ces vaiſſeaux, ſur-tout dans les capillaires, ou dans les petits vaiſſeaux ſanguins, qui pénétrent dans la ſubſtance du cerveau : car, ces derniers n'étant pas ſoutenus comme ceux des autres parties, par des membranes fortes & élaſtiques, ils peuvent être plus aiſément engorgés ou crevés.

La ſaignée eſt de tous les remedes connus celui qui déſemplit plus promptement les vaiſſeaux gonflés & dilatés par la raréfaction des liqueurs. Celle qui eſt faite à un des pieds, déſemplit plus parfaitement & plus promptement les vaiſſeaux du cerveau qu'aucune autre : on doit donc ſaigner les malades à un des pieds, dès que la chaleur de la fiévre eſt bien établie, & qu'on s'apperçoit qu'ils ſont aſſoupis, affaiſſés, ou qu'ils ſe plaignent d'une douleur ou d'une peſanteur de tête conſidérable.

La ſaignée du pied eſt d'autant plus néceſſaire, que les engorgemens dans le cerveau ne ſe font pas toujours avant que la fiévre paroiſſe, ou dans le premier friſſon, ou dans le premier accès, comme il arrive le plus ordinairement. La pratique nous apprend qu'ils ne ſe font quelquefois que dans le ſecond, ou même dans le troiſiéme redoublement, de même que les engorgemens du poulmon ne ſe font quelquefois que le deuxiéme ou le troiſiéme jour de la maladie, & de même que les boutons ou taches de la Rougeole, ne paroissent que deux ou trois jours après que la fiévre a commencé, comme nous l'avons dit; ainsi, une fiévre qui n'est réellement que continue simple, dans les premiers jours, c'est-à-dire, qui n'est d'abord accompagnée d'aucun engorgement dans le cerveau, peut devenir une fiévre inflammatoire du cerveau, parce qu'il s'y fait un engorgement dans le second ou le troisiéme redoublement: c'est pourquoi il est toujours nécessaire de commencer par saigner du pied les malades attaqués de la fiévre, dès qu'ils se plaignent d'un grand mal de tête, ou qu'ils sont fort assoupis, &c.

Trois ou quatre heures après cette saignée, on donnera au malade un lavement d'eau, & deux ou trois heures après, on fera une seconde saignée du pied, supposé que la fiévre & les autres accidens ne soient pas fort diminués. Trois ou quatre heures après, on lui donnera un second lavement d'eau.

Enfin, on feroit faire une troisiéme saignée, sept ou huit heures après la seconde, s'il n'y avoit pas une diminution bien marquée dans la grandeur de la fiévre & des accidens.

Pendant ce premier accès, on ne donnera point de bouillon au malade, à moins qu'il ne soit épuisé, ou qu'il n'ait été mal nourri, ou qu'il n'ait fait précédemment une grande diette: car, en ce cas, on pourroit lui donner un bouillon, une heure après la premiere saignée, & on continueroit ensuite à lui en donner un de quatre heures en quatre heures; mais en général, il faut attendre, autant qu'il est possible, que le premier accès soit fort diminué, parce qu'ordinairement l'estomach & les intestins sont farcis d'humeurs & de crudités qui corrompent les bouillons.

Quoiqu'on ne donne point de nourriture aux malades, il faut cependant commencer à leur faire boire beaucoup de tisane, dès que le frisson est passé, & que la chaleur est marquée, afin de détremper le plus qu'il est possible les humenrs contenues dans les premieres voies, & de donner de la fluidité aux liqueurs épaissies qui coulent difficilement dans leurs vaisseaux.

Deux heures après que cet accès est fort diminué, on fera prendre au malade un lavement purgatif.

Si l'assoupissement & l'affaissement du malade ne font que diminuer, après que ce premier accès est fort mediocre, & qu'ils ne disparoissent pas entierement, on aura lieu de croire qu'ils sont causés par un engorgement dans les vaisseaux du cerveau, & qu'ils sont indépendans de la fiévre; ainsi, on tâchera de donner de la fluidité aux liqueurs épaissies & engorgées, par les apozêmes marqués à la fin de ce Mémoire. On leur en donnera deux grandes tassées à une demi-heure de distance l'une de l'autre, & à une heure & demie, ou deux heures de distance des bouillons.

Si l'on a vu le malade dès le commencement du premier accès, & qu'on l'ait fait saigner du pied, deux ou trois fois pendant le cours de cet accès, on s'en tiendra à l'usage des bouillons, de la tisane & des apozêmes, jusqu'à ce que le second redoublement recommence. On pourra même lui donner un lavement d'eau, cinq ou six heures après le lavement purgatif.

Si le Malade n'avoit pas été suffisamment saigné pendant le premier accès, on le feroit saigner du pied pendant le tems même où la fiévre n'est pas violente; car il ne suffit pas de désemplir les vaisseaux en général, il faut de plus que les liqueurs puissent couler aisément dans les vaisseaux du cerveau qui sont comprimés & retrécis.

Dès que le second redoublement paroît, il faut ressaigner les Malades d'un des pieds, pourvû cependant qu'il y ait au moins six ou sept heures qu'il ne l'ait été. On continuera à leur donner des bouillons & des apozêmes aux heures marquées ci-dessus. On leur fera boire fort souvent de la tisane, & on leur donnera un lavement d'eau, trois ou quatre heures après la saignée.

Si cette saignée diminue beaucoup la vivacité de la fiévre, & que le redoublement se calme quelque tems après, on donne un second lavement d'eau, trois ou quatre heures après le premier, sur-tout si le Malade a des grouillemens dans le ventre, ou des envies d'aller au bassin.

Si au contraire cette saignée ne diminue pas considérablement le redoublement, & si la grandeur des accidens marque que l'engorgement des vaisseaux lymphatiques du cerveau augmente, & que l'inflammation se forme, ou fait des progrès, il faudra ressaigner le Malade du pied, & faire cette saignée cinq ou six heures après la précédente : car il faut avoir pour regle de saigner les Malades du pied dans le commencement de cette maladie, toutes les fois que l'augmentation des accidens nous fait connoître que le désordre du cerveau devient plus considérable.

Les symptômes qui font connoître que l'engorgement des vaisseaux lymphatiques du cerveau augmente, sont l'augmentation de l'abbatement, de l'assoupissement, de la douleur de tête, ou de sa pesanteur, & un délire plus marqué.

Ceux qui marquent que l'inflammation commence, ou qu'elle fait des progrès, sont l'agitation plus grande des Malades, pendant même leur assoupissement. Ils se remuent sans cesse, ne trouvant aucune situation commode. Ils entendent presque continuellement un bruit pareil à celui que produit un vent impetueux, ou une chûte d'eau ou des cloches. Ils ne peuvent fermer les yeux, qu'ils ne croient voir des personnes absentes, ou des figures extraordinaires : ils ne peuvent ſoutenir la lumiere : leur délire eſt plus vif, non-ſeulement dans le fort du redoublement, mais même après qu'il eſt fini : leurs doigts, ou quelques autres parties [illegible] remuent involontairement, & on remarque ſouvent dans le blanc de leurs yeux des vaiſſeaux gorgés de ſang.

Lorſque l'inflammation eſt devenue conſiderable, on obſerve que les mouvemens convulſifs, ſont beaucoup plus vifs & plus fréquens, on les remarque ſur-tout dans les doigts, & même dans les levres. Ces Malades crient, ils parlent haut ; ils veulent battre, ou ils tombent dans un affaiſſement général ; ils n'avertiſſent plus les perſonnes qui ont ſoin d'eux, des beſoins qu'ils peuvent avoir, le ventre ſe tend, le mouvement de la langue, des yeux, des paupieres, ou de quelqu'autre partie, n'eſt plus libre : & nous voyons même quelquefois quelques-unes de ces parties tomber en paralyſie.

Enſin, lorſque l'inflammation eſt pouſſée à un certain dégré, le cours des eſprits animaux eſt interrompu. Toutes les parties perdent leur reſſort. La reſpiration devient difficile, & la mort ſuit ordinairement de près ces accidens.

Toutes les fois donc que les accidens marqués ci-deſſus, ou pluſieurs d'eux font connoître que l'inflammation eſt conſidérable, ou qu'elle fait des progrès, il faudra réiterer les ſaignées du pied, pendant le redoublement, autant de fois que les forces du Malade peuvent le permettre. Il eſt pour lors fort utile de faire de grandes ſaignées ; car on prévient plus ſurement les inflammations, en tirant en une fois une grande quantité de ſang, qu'en en tirant un peu davantage en deux ſaignées. Nous en détaillerons les raiſons dans le Traité des fiévres que nous donnerons pour les Etudians en Médecine.

Quoique la ſaignée ſoit de tous les remedes celui qui peut arrêter le plus promptement les progrès da l'inflammation, il ne faut pas cependant oublier que l'engorgement des vaiſſeaux lymphatiques du cerveau eſt la premiere cauſe de l'inflammation de ce viſcere ; ainſi, on doit toujou[illegible]oir en vûe de débarraſſer ces vaiſſeaux. Pour y r[illegible], il faut donner de la fluidité à la lymphe epaiſſie qui eſt arrêtée.

On ne peut lui en donner que par des remedes qui lui ſoient homogênes, puiſque les autres ne pourroient s'y mêler exactement, ni la pénétrer, comme nous l'avons dit ; ainſi, après avoir détrempé les liqueurs par la grande boiſſon & les apozêmes ; après avoir débarraſſé les inteſtins par pluſieurs lavemens, & ſur-tout après avoir diminué la roideur & la tenſion des parties ſolides par les ſaignées, on mettra en uſage des remedes plus capables de diviſer la lymphe épaiſſie, ayant ſoin de les rendre légerement laxatifs : car on doit avoir pour regle générale de tenir fort libre le ventre des Malades attaqués de ces fiévres, afin d'évacuer doucement les humeurs, à meſure qu'elles deviennent fluides : car quand elles ſéjournent dans les vaiſſeaux, elles augmentent la fiévre & donnent plus d'agitation au Malade. On commencera donc à la fin de ce ſecond redoublement, à donner aux Malades qui ne ſont pas fort pauvres l'Opiat ſuivant. Ils en avalleront une priſe deux heures après chaque bouillon, dans du pain à chanter, ou délayé dans deux cuillerées d'eau, & ils boiront par-deſſus deux grandes taſſées de l'apozême marqué à la fin de ce Mémoire à une demie heure de diſtance l'une de l'autre.

Lorſque les Malades ſont dans une grande pauvreté, on mettra en poudre fine une pillule univerſelle purgative, ou une pillule & demie ; on mêlera cette poudre dans une pinte de leurs apozêmes ou de leur tiſane. Ils en boirout deux taſſées entre chaque bouillon, comme il eſt marqué, & on aura ſoin de remuer la bouteille chaque fois qu'on leur en donnera. Ces remedes pénétrent la lymphe arrêtée dans les vaiſſeaux du cerveau, ils la divisent sans donner trop de mouvement aux liqueurs, & ils entretiennent la liberté du ventre sans causer d'irritation ; ils ne doivent pas cependant empêcher qu'on ne continue à donner des lamens.

On continuera l'usage de l'opiat, ou des pilules universelles purgatives, tant que la fiévre sera médiocre ; mais dès que le troisiéme redoublement commencera à être marqué, on cessera l'usage de ces remedes : ils ne causeroient point de grands désordres, quand même on en prendroit dans le fort du redoublement ; mais comme ils ne procureroient pas pour lors d'évacuation, & qu'ils augmenteroient le bouillonnement des humeurs, il faut les supprimer dès que la fiévre est vive.

Si ce troisiéme redoublement est violent, si la douleur de tête, ou l'assoupissement sont plus considérables, si le délire est plus marqué, si la langue est très-seche, & la peau très-ardente, on saignera le malade du pied dès le commencement, & on réitérera la saignée pendant le cours de ce redoublement si la violence de la fiévre, ou la grandeur des accidens, le demandent ; du reste on fera boire le malade souvent, il prendra ses bouillons aux heures marquées & on lui donnera de six heures en six heures un lavement d'eau excepté dans le tems de la sueur.

Dès que ce redoublement sera fini, on examinera si la langue est moins seche, & la peau moins ardente qu'elles n'étoient à la fin des autres redoublemens, si les urines sont moins crues, si elles font quelque dépôt, ou si l'on y remarque quelque matiere mucilagineuse suspendue en forme de nuage, & sur-tout si les lavemens ont fait couler des matieres bilieuses & fondues, comme une espece de purée jaune : en ce cas, on profitera du moment de la remission de la fiévre pour faire vomir le malade, & on se servira de la poudre vomitive, selon qu'il est marqué dans le Mémoire de ſon uſage, ayant attention de la donner aſſez tôt pour que ſon effet puiſſe être fini avant le commencement du prochain redoublement : pendant l'opération de ce remede le malade boira encore plus ſouvent qu'à l'ordinaire, ſur-tout s'il a des envies de vomir.

Si au contraire, on ne remarque pas à la fin de ce redoublement une grande diminution dans la ſechereſſe de la langue, & dans l'ardeur de la peau, ſi les urines ne ſont pas moins crues, ſi les lavemens n'ont pas entrainé des matieres bilieuſes & fondues, il ne faudra point donner de vomitif, ni de purgatif, & on recommencera l'uſage de l'opiat, & des apozêmes, comme il eſt marqué ci-deſſus, ou bien on rendra les apozêmes, ou la tiſane laxative, & fondante, en y mêlant une pilule purgative, comme il eſt preſcrit à la fin de ce Mémoire. On donnera au malade un lavement purgatif 2 ou 3 heures après que le redoublement ſera fort diminué : on conduira ainſi le malade, juſqu'au commencement du redoublement ſuivant ; pour lors on ceſſera ces remedes, on le fera boire ſouvent, & on lui donnera les bouillons à l'ordinaire, des lavemens d'eau, & on le ſaignera du pied tout autant de fois que la vivacité de la fiévre, & la grandeur des accidens le demanderont.

On continuera la même conduite juſqu'à ce qu'on obſerve des ſignes de coction dans les humeurs, c'eſt-à-dire, 1°. qu'on donnera au malade un lavement purgatif à la fin de chaque redoublement, qu'on lui fera prendre entre les redoublemens, de l'opiat fondant, & des apozêmes, ou de la tiſane rendue laxative, & les bouillons à l'ordinaire,

2°. Que pendant le redoublement, on ſuſpendra ces remedes, qu'on fera boire le malade encore plus ſouvent que dans l'intervalle des redoublemens, qu'on lui donnera des lavemens d'eau, & qu'on le ſaignera du pied, lorſque la violence de la fiévre, ou la grandeur

deur des accidens le demanderont, mais dès que la diminution de l'ardeur de la peau ; & de la sécheresse de la langue, ou le caractere des urines, & sur-tout celui des évacuations du bas-ventre, nous assureront que les humeurs sont en fonte, & que les parties solides sont détendues ; pour lors on profitera du premier intervalle qui se trouvera entre les redoublemens pour évacuer les malades.

Nous observons quelquefois ce changement heureux dans les urines, & dans les évacuations du bas-ventre à la fin du troisiéme redoublement, en comptant le premier accès ; mais ce changement favorable ne paroît le plus souvent qu'après le cinquiéme redoublement, ou même quelquefois après le septiéme ; ainsi on ne purge pour lors que le sixiéme, ou le huitiéme jour de la maladie.

On commencera par un vomitif : il est d'abord préférable au simple purgatif, 1°. parce qu'il débarrasse mieux l'estomach ; 2°. parce que les efforts qu'il fait faire, fouettent les liqueurs, & peuvent dégager les vaisseaux engorgés ; 3°. parce que son effet étant plus prompt, & plus court, il est presque toujours fini avant que le prochain redoublement recommence ; ainsi, on donnera pour lors aux malades une prise de la poudre vomitive proportionnée à son âge, à ses forces, &c. comme il est marqué dans le Mémoire de l'usage de ce remede.

Si le redoublement qui suit l'effet du vomitif est violent, s'il est accompagné d'un mal de tête considérable, si l'assoupissement est profond, si le délire est plus marqué, ou plus continuel, si les mouvemens convulsifs sont plus fréquens, & plus forts, on ressaignera encore le malade d'un des pieds dans le fort du redoublement ; on observera au reste pendant ce redoublement le regime marqué ci-dessus.

Dès qu'il sera sur sa fin, on recommencera l'usage ;

de l'opiat & des apozêmes, comme nous l'avons dit, précédemment.

Dans le redoublement suivant on réitérera la saignée du pied, supposé que la grandeur de la fiévre, & des accidens la rendent indispensable; mais autrement on ne la fera pas, on se contentera de faire boire beaucoup le malade, de lui faire prendre ses bouillons à l'ordinaire, & de lui donner des lavemens d'eau.

On examinera attentivement l'état du malade à la fin de ce redoublement; si les évacuations du bas-ventre qu'a eues le malade depuis le vomitif, ont été crues, & séreuses, si on n'y a point vu de matiere bilieuse, si la peau est ardente & séche, on recommencera simplement l'usage de l'opiat, des apozêmes, & des tisanes fondantes : on donnera un lavement purgatif deux heures après la fin de ce redoublement, & on observera le regime marqué ci-dessus.

Si au contraire on a vu couler de la bile, si l'ardeur de la peau, &c. ne sont pas fort considérables, & que les urines ne soient pas crues, on profitera de ce moment pour purger le malade.

Lorsque le vomitif précédent a fait jetter au malade des vers par la bouche, ou lorsqu'il a vomi de la bile, depuis qu'il a pris ce remede, ou lorsqu'il a eu de fréquentes envies de vomir; pour lors on lui donnera une seconde prise de poudre vomitive pareille à la premiere, & de la même maniere; lorsqu'au contraire, l'estomach paroît avoir été bien débarrassé par la premiere prise du vomitif, on se servira d'un purgatif simple pour évacuer le malade; ainsi on lui donnera une dose de la poudre fébrifuge convenable à son âge, & à ses forces, &c. ou une prise des pilules universelles purgatives, comme il est marqué dans le Mémoire de leur usage.

Pendant le redoublement qui surviendra, on conduira le malade, comme il a été dit; & dès qu'il sera fini, on recommencera l'ufage de l'opiat, des apozêmes, des lavemens purgatifs, &c. pour mettre les humeurs en fonte, & difpofer le Malade à être purgé, à la fin de ce redoublement; ainfi cette purgation sera donnée deux jours après la précédente. On continuera à purger le malade tous les deux ou trois jours, & à lui faire prendre dans l'intervalle des redoublemens, de l'opiat, des apozêmes, &c. jufqu'à ce que la fiévre foit finie, ou fort diminuée, & que les accidens foient diffipés. Si le ventre eft fort libre, fans le fecours des lavemens, on ne donnera pas, ni d'opiat, ni d'apozêmes purgatifs, ni de tifanes laxatives.

Si le délire, l'affoupiffement, les mouvemens convulfifs, & autres accidens ne diminuoient pas fenfiblement après que le malade aura été fuffifamment faigné du pied, qu'il aura vomi, ou qu'il aura été purgé une ou deux fois: pour lors il fera certain que l'inflammation fait des progrès; elle dépend premierement (comme nous l'avons dit) de l'engorgement des vaiffeaux du cerveau: le peu de fuccès des remedes quon aura donnés pour diffiper cet engorgement, doit déterminer à fe fervir d'autres remedes plus actifs, & plus efficaces.

De tous ceux que j'ai mis en ufage, je n'en ai point trouvé qui causât plus promptement une fonte falutaire dans la lymphe particuliere au cerveau, & qui débarrafsât plus vîte, & plus fûrement les vaiffeaux lymphatiques de ce vifcere, que la poudre de Cantharides appliquée extérieurement fous la forme de l'emplâtre auquel on donne le nom de Veficatoire, par rapport à fon effet; ainfi on appliquera pour lors, entre les épaules, ou dans l'intérieur des cuiffes un grand emplâtre veficatoire, chargé de poudre de Cantharides: cet emplâtre fera environ de la grandeur de la Peaume de la main du malade, & pour empêcher qu'il ne tombe, on aura l'attention, 1°. de laiffer un grand rebord (aucuir fur lequel on aura étendu ce veficatoire) pour pouvoir étendre ſur tout ce rebord un autre emplâtre nommé *Aglutinatif*, tel que celui d'André de la Croix, &c. 2°. On appliquera par-deſſus l'emplâtre, un bandage convenable, afin qu'il reſte dans la même place. On levera cet emplâtre dix, ou douze heures après qu'il aura été appliqué, on ſéparera avec une ſpatule, ou le manche d'une cuillere tout l'épiderme qui aura été détaché, & qui couvre encore ſouvent l'endroit où l'emplâtre a agi ; on couvrira enſuite toute la plaie avec un emplâtre de ſuppuratif ſimple : on penſera cette plaie toutes les douze heures avec du ſuppuratif ; mais ſi on s'apperçoit qu'elle ne ſuppure pas beaucoup, ou que le délire, l'aſſoupiſſement, les mouvemens convulſifs ne diminuent pas, on mettra toutes les vingt-quatre heures ſur l'emplâtre ſuppuratif une petite pincée de Cantharides en poudre fine.

Dès qu'on aura pojetté d'appliquer l'emplâtre veſicatoire, on ceſſera l'opiat, ou les tiſanes fondantes, & laxatives, & les apozêmes : on changera la tiſane ordinaire, & on fera boire au malade de celle qui eſt marquée à la fin de ce Mémoire, pour éviter que les veſiçatoires ne cauſent quelque ardeur d'urine, le malade en commencera l'uſage quelques heures avant qu'on applique les veſicatoires, ou du moins en mêmetems.

Il ne faut pas attendre que les accidens ſoient devenus très-conſidérables, pour ſe ſervir de ces emplâtres ; mais il ne faut pas non plus les appliquer, avant que le malade ait été ſuffiſamment ſaigné, qu'il ait été détrempé, & qu'il ait été bien évacué.

Pendant l'uſage de ces emplâtres, il faut entretenir le ventre du malade fort libre par des lavemens ; & s'ils ne ſuffiſent pas, on rendra leur tiſane légerement purgative, comme il eſt marqué à la fin de ce Mémoire.

L'application de ces emplâtres ne doit point empêcher de purger les malades de deux ou trois jours l'un, comme nous avons dit ; on ſe ſervira pour lors de pilules univerſelles écraſées, & miſes en bol avec l'huile d'amandes douces, ou l'huile ordinaire. Le malade avallera ce bol enveloppé dans du pain à chanter, & il boira par-deſſus un verre de tiſane, ou il délayera ce bol dans deux cuillerées d'eau, ou de tiſane, & il en boira un verre par-deſſus.

L'effet que produiſent ces emplâtres peut ſuppléer en quelque façon aux ſaignées ; ainſi on ne tirera point de ſang au malade (après que les emplâtres auront été appliqués) à moins que la violence de la fiévre, la dureté du pouls, & la grandeur des accidens ne le demandent.

S'il ſurvient des ardeurs d'urine, on levera l'emplâtre veſicatoire, & on ne mettra ſur la plaie que du ſuppuratif ſimple ; & ſi elles ſont très-violentes, on tirera au malade deux palettes de ſang de la veine jugulaire, ou d'une des veines du bras.

Lorſque le délire, l'aſſoupiſſement, les mouvemens convulſifs, &c. ſeront ceſſés ; pour lors on ne mettra plus de ſuppuratif ſur la plaie, on ſe contentera d'y mettre du beure ſur une feuille de Poirée, & on laiſſera la plaie ſécher, & ſe fermer inſenſiblement, ayant ſoin de purger le malade tous les deux ou trois jours juſqu'à ce que la fiévre, & les autres accidens ſoient diſſipés : on ſe ſervira d'un purgatif doux ; ainſi les pauvres prendront une doſe convenable de pilules univerſelles, écraſées, & miſes en bol avec l'huile, comme nous avons dit, & les riches avaleront une Potion faite avec la Caſſe, la Manne, &c.

Si l'on remarque qu'il ſurvienne périodiquement un leger mouvement de fiévre, après que les accidens auront été diſſipés, & que le malade aura été bien purgé, on aura recours à l'opiat, ou à la tiſane de Quinquina, comme nous l'avons déja dit dans le Mémoire des fiévres continues, ſimples, & inflammatoires.

S'il ſurvient un dévoiement dans le commencement de la maladie, on examinera ſon caractere, s'il eſt bilieux & humoral, c'eſt-à-dire, de la conſiſtence d'une purée un peu jaunâtre, il ne faut pas l'arrêter; s'il eſt ſéreux, c'eſt-à-dire, ſi les évacuations ſont comme une eau légerement teinte en jaune ou verdâtre, on donnera aux malades les tiſanes ſuivantes, & on mettra dans les bouillons un peu de purée de lentilles: on ſe ſervira auſſi pour purgatif du Rapontic, comme il eſt marqué dans le Mémoire des fiévres inflammatoires du poulmon.

Il ſe fait aſſez ſouvent dans les fiévres inflammatoires du cerveau, des éruptions à la peau ſous différentes formes: elles ne paroiſſent quelquefois que comme des taches d'un rouge pourpré, ce qui fait donner à ces fiévres le nom de fiévres pourpreuſes. On obſerve auſſi d'autres éruptions pareilles à de petites veſicules blanches, & tranſparentes qui ne ſont remplies que d'une ſéroſité très-ſaline. Ces éruptions ne changent point le caractere de la maladie, & ne doivent par conſequent rien changer dans la maniere de les traiter; ainſi elles ne doivent point empêcher qu'on ne ſaigne le malade toutes les fois que la violence de la fiévre, & la grandeur des accidens indiqueront la néceſſité de ce remede, & qu'on ne le purge dès que les humeurs ſeront rendues fluides, & que les parties ſolides ſeront ſouples.

Les ſueurs qui ſurviennent dans le commencement de la maladie, & pendant la force des redoublemens, ne doivent pas non plus empêcher de ſaigner pendant même qu'elles durent; ces ſortes de ſueurs n'étant point ſalutaires, & dépendantes toujours de la difficulté que le ſang a à paſſer par les vaiſſeaux capillaires ſanguins.

On doit éviter dans ces fiévres encore plus ſoigneuſement, que dans les fiévres continues ſimples, de trop couvrir les malades, lorſque les ſueurs paroiſſent, ou de faire grand feu dans leur chambre ; ou de fermer exactement les rideaux de leur lit, ou de leur donner du vin, du ſucre, ou autres liqueurs ſpiritueuſes : rien n'eſt plus pernicieux, car ces liqueurs ou la trop grande chaleur ne font qu'augmenter la raréfaction du ſang, & l'inflammation dont les progrès ſe font pour lors beaucoup plus rapidement ; il faut donc ſe contenter d'entretenir une chaleur douce dans la chambre, de couvrir ſuffiſamment les malades pour qu'ils n'aient point froid, de leur donner les tiſanes, & les bouillons toujours chauds ; il faut tenir leurs rideaux un peu ouverts, & même les ouvrir beaucoup de tems en tems, afin qu'un air nouveau, entre dans leur lit, & qu'ils ne reſpirent pas toujours celui qui eſt infecté par leur tranſpiration.

Si pendant le cours de la maladie, les malades ſe plaignent d'aigreurs, on leur fera prendre immédiatement avant chaque bouillon, vingt ou trente grains de craye blanche, ou de craye de Briançon, ou d'yeux d'écreviſſes délayés dans deux ou trois cuillerées de leur bouillon, & ils boiront le reſte par-deſſus.

S'ils rendent des vers, on fera fondre dans chaque bouillon deux ou trois grains de ſel d'Abſinthe, juſqu'à ce qu'il n'en paroiſſe plus, comme nous l'avons dit dans le Mémoire des fiévres continues ſimples.

Si on n'a pas vu les malades dès le commencement, il faudra les mettre à une diette très-ſevere, & leur faire trois ou quatre ſaignées du pied, à ſix ou ſept heures d'intervalle les unes des autres, ſelon que les forces du malade le permettront, & que la grandeur des accidens le demandera ; car il faut tâcher d'arrêter le progrès d'une inflammation déja fort avancée.

Bouillon.

Les bouillons des gens aiſés ſeront faits avec le veau, & la volaille, on ſe ſouviendra de les faire fort legers.

Ceux des pauvres ſeront faits avec la freſſure, ou les

extremités des animaux : & ceux des malades qui sont dans l'extrême misere, seront faits avec du ris, ou de la farine & de l'eau, comme je l'ai déja marqué dans les Mémoires des fiévres intermittentes, & des fiévres continues simples.

On se souviendra qu'il faut mettre des lentilles, ou de la purée de lentilles dans les bouillons, quand il y a du dévoyement.

Tisane.

Les tisanes ordinaires seront faites avec le chiendent, & la reglisse, & l'on y joindra, quand on pourra, de la racine de chicorée sauvage.

Lorsqu'on veut la rendre laxative, on délaye dans une pinte de la tisane une pilule, ou une pilule & demie universelle purgative, ayant soin de la mettre auparavant en poudre, & de bien remuer le pot toutes les fois qu'on en donnera au malade : on cesse ces tisanes dès que le ventre est suffisamment libre, ou que le redoublement commence.

Lorsqu'il fait une grande chaleur, on peut mettre dans la tisane ordinaire de la racine d'ozeille à la place de la racine de chicorée sauvage, ou bien l'on y écrase quelques groseilles rouges pour leur donner un petit goût aigrelet.

Quand les urines sont rouges, ou qu'elles ne passent pas abondamment, on fait fondre dans chaque pinte de tisane, un gros de Nitre purifié, ou de Cristal mineral.

Lorsqu'il y a du dévoiement, l'on se sert de la tisane faite avec la mie de pain desséché, & la corne de cerf calcinée, ou les os de bœufs calcinés, comme nous l'avons marqué dans le Mémoire des fiévres continues simples.

Tisane dont on doit se servir, quand on a le dessein de faire appliquer les vésicatoires.

Prenez une botte de chiendent, une demie-poignée d'orge, faites bouillir le tout pendant un demi-quart d'heure dans une grande pinte d'eau; en retirant le pot du feu, on y jettera un peu de racine de Guimauve concassée, & on y ajoutera, si l'on peut, un gros de Nitre purifié, ou de Cristal mineral, on laissera refroidir le tout, ensuite on le passera.

Opiat que les malades doivent prendre dans l'intervalle des redoublemens.

Prenez Diaphorétique minéral, un scrupule; Tartre vitriolé, dix huit grains; le tout en poudre fine, incorporez-le avec le syrop de Capillaires, ou le syrop commun, & le partagez en trois prises pour les malades qui ont passé quinze ans, & en six prises pour ceux qui n'ont pas encore cet âge.

Si on ne peut avoir de bon Tartre vitriolé, on mettra à la place trente - six grains de sel admirable de Glauber.

Apozême.

Les apozêmes seront faits avec des feuilles de Chicorée sauvage, de Bourrache, & de Buglose, de chacune une poignée coupées menu, on fera bouillir le tout pendant deux ou trois minuttes dans un pot de terre avec une grande pinte d'eau; ensuite on le passera.

Lorsqu'on voudra le rendre purgatif, on y fera fondre trois gros, ou une demie-once de sel admirable de Glauber, supposé que les malades soient à leurs aises.

Lorsqu'ils seront pauvres, on délayera dans une pinte de cet apozême une ou une pilule & demie universelle purgative, après les avoir écrasées, & mises en poudre, & pour lors on ne rendra pas leur tisane purgative.

On cesse de mettre des purgatifs dans les apozêmes, & dans les tisanes, lorsque le ventre est suffisamment libre, ou lorsque le redoublement commence.

Les purgations dont on se sert, lorsqu'il y a du dévoiement, seront faites, comme il est marqué dans le Mémoire des fiévres inflammatoires du poulmon avec le rapontic.

On se servira aussi des préparations de Quinquina, qui sont marquées dans ce même Mémoire, lorsqu'il s'agira d'arrêter de legers mouvemens de fiévre periodique qui se soutiennent quelquefois après que l'inflammation du cerveau est cessée.

METHODE

SUIVANT LAQUELLE LES personnes charitables doivent traiter les Pauvres de la Campagne attaqués de Fiévres Malignes.

LA chaleur de la peau, la fréquence, & l'élévation du pouls des personnes attaquées de la fiévre vraiement maligne, différent si peu de l'état naturel, dans le commencement de cette maladie, que celles qui ne sont pas versées dans la pratique de la Médecine, ne s'apperçoivent pas que les malades ont de la fiévre, comme nous l'avons dit; mais les Praticiens observant, que le pouls est plus serré, c'est-à-dire plus petit, & plus fréquent que dans l'état naturel, la distinguent aisément, & en connoissent le caractere par l'abbattement, & l'aſſoupiſſement des malades; en effet, on obſerve que dès les premiers momens de la maladie ils ſommeillent preſque toujours, dès qu'on ceſſe de leur parler, qu'ils ne changent point, ou rarement de ſituation, qu'ils ſont dans une grande indolence, & dans une indifférence extrême pour tout: leur état fâcheux ne les intimide point, & il n'agite pas ceux mêmes qui ſont les plus inquiets dès qu'ils ont la plus légere incommodité: ils ont quelquefois une aſſez grande douleur de tête; mais le plus ſouvent ils ne la ſentent que lourde, & peſante; enfin leur grande indifférence pour tout, & ſur eux-mêmes, marque ſenſiblement l'engourdiſſement général de tous leurs ſens.

Ces accidens dépendent, comme nous l'avons marqué, de la trop petite quantité d'eſprits, que reçoivent toutes les parties, & nous avons fait connoître dans le Mémoire précédent, que la compreſſion, & le rétréciſſement des glandes du cerveau en étoient la cauſe.

Nous avons fait obſerver que cette compreſſion, & ce rétréciſſement des glandes ne pouvoit être cauſé que par le gonflement des vaiſſeaux qui les entourent.

La raréfaction des liqueurs ne peut être la cauſe de leur gonflement, puiſque dans cette maladie, la fiévre eſt preſque inſenſible dans le commencement, & que la chaleur de la peau, & l'élévation du pouls, ſont preſque dans leur état naturel.

Le gonflement de ces vaiſſeaux ne peut pas venir non plus d'une trop grande abondance générale des liqueurs, c'eſt-à-dire, de ſang, de lymphe, &c. car en ce cas les accidens qui dénotent, & qui accompagnent une plethore génerale, auroient paru avant la maladie. 2°. Les vaiſſeaux de toutes les autres parties ſeroient également gonflés, toutes les glandes ſeroient comprimées, & les fonctions de tous les viſceres ſeroient dérangées: il eſt donc certain que le gonflement des vaiſſeaux du cerveau ne dépend pas de la trop grande abondance des liqueurs en général; ainſi leur gonflement ne peut être causé que par l'arrêt , ou le séjour des liqueurs qui y sont poussées , & qui s'y accumulent ; ces liqueurs ne s'y arrêteroient pas, si elles jouissoient de leur fluidité , ou de leur finesse naturelle ; d'où il suit que le gonflement des vaisseaux du cerveau est causé par l'épaississement, & le séjour des liqueurs qui y passent.

Si toutes les liqueurs du corps étoient de même épaissies, au point de ne pouvoir couler aisément par les vaisseaux les plus fins , toutes les sécrétions , & toutes les fonctions seroient dérangées, comme nous avons dit : or puisqu'il n'y a que les glandes du cerveau dont les fonctions soient interrompues ; il est vrai-semblable , qu'il n'y a que les vaisseaux du cerveau qui soient engorgés , & par consequent qu'il n'y a que la liqueur particuliere qui est poussée dans ces glandes qui soit épaissie , comme nous l'avons dit dans le Mémoire précédent.

Le gonflement , & l'engorgement des vaisseaux fins, & capillaires qui renferment cette liqueur, qui est propre, & particuliere au cerveau, produit bientôt un engorgement dans les gros vaisseaux lymphatiques , & dans les vaisseaux sanguins ; ainsi ils causent l'inflammation de ce viscere , comme nous l'avons dit.

Tant que les seuls vaisseaux lymphatiques sont gonflés , & engorgés , les accidens de la maladie sont sourds , & peu sensibles à ceux qui ne sont pas instruits ; parce que la lymphe n'est pas poussée avec une force comparable à celle avec laquelle les vaisseaux sanguins agissent sur la liqueur qu'ils renferment , & que la fermentation de la lymphe n'est pas vive ; mais dès que les vaisseaux sanguins sont gonflés , & engorgés , la force avec la quelle le sang est poussé , lui fait faire à tous les instans de grands efforts contre les parois de ses vaisseaux , & cause des accidens très-sensibles.

Ils sont d'autant plus grands , que la fiévre est plus vive , le sang agissant pour lors avec d'autant plus de force, qu'il eſt pouſſé plus violemment, & qu'il eſt plus rarefié : or puiſque la fiévre eſt plus foible dans le commencement de cette maladie, & que les accidens ſont ſourds, & peu ſenſibles, il eſt certain que les ſeuls vaiſſeaux lymphatiques ſont gonflés, & engorgés dans les premiers jours.

Quoique l'épaiſſiſſement de la lymphe particuliere au cerveau ſoit la cauſe des accidens qui paroiſſent dans le commencement de la fiévre vraiement maligne; il eſt certain cependant que toutes les autres liqueurs lymphatiques ſont moins fines, & moins fluides qu'elles ne le ſont dans les fiévres inflammatoires du cerveau, & dans la plus grande partie des autres fiévres. La médiocrité de celle qui paroît, dans le commencement de cette maladie, en eſt une preuve, comme nous l'avons dit dans le Mémoire précédent.

Cet état des liqueurs, & la médiocrité de la fiévre font connoître qu'on doit dans le commencement traiter cette maladie différemment des autres eſpeces de fiévre, c'eſt ce qui m'a engagé à en donner une curation particuliere.

Curation des Fiévres Malignes.

Les premieres vues qu'on doit avoir dans la curation de ces fiévres, ſont de donner de la fluidité aux liqueurs. La diette, & une boiſſon abondante y contribuent beaucoup ; on ne nourrira donc le malade que de bouillons, on lui en donnera un de quatre heures en quatre heures, & on lui fera boire ſouvent de la tiſane marquée à la fin de ce Mémoire.

Comme l'humeur particuliere au cerveau eſt plus épaiſſie que les autres liqueurs lymphatiques, & que ſon engorgement eſt la cauſe de tous les accidens, on doit travailler dès le commencement à la diviſer, & à lui donner de la fluidité par des remedes, qui lui ſoient homogênes, & qui puiſſent la pénétrer; ainſi on fera prendre au malade deux heures après chaque bouillon une prise des opiats marqués à la fin de ce Mémoire. Il boira par-dessus une tassée d'apozême marquée ci-après, la plus chaude qu'il pourra, & une demie-heure après, on lui en donnera une seconde prise. On ne doit pas craindre de mettre en usage dès le commencement de ces fiévres des remedes incisifs, & digestifs, parce que le mouvement des liqueurs différe peu de celui où elles sont dans l'état naturel, & que les parties solides ne sont ni roides, ni tendues, comme dans les autres fiévres. On donnera au malade un lavement d'eau dès les premiers momens, & on lui en donnera un second sept ou huit heures après le premier.

Nous avons dit dans les Mémoires qui traitent des fiévres intermittentes & des fiévres continues, que les liqueurs étant fort rarefiées, lorsque la fiévre étoit vive, il falloit tirer du sang dans une quantité proportionnée à la grandeur de sa raréfaction, & qu'il falloit faire plusieurs saignées pendant le même redoublement, quand il étoit vif & long.

Or, comme dans le commencemennt des fiévres vraiment malignes, la raréfaction des liqueurs differe peu de celle dont elles jouissent dans l'état naturel, il n'est pas nécessaire de tirer autant de sang, ni aussi fréquemment qu'on y est obligé dans les autres espéces de fiévres. Les personnes qui ne sont point instruites, pourroient même penser qu'on devroit éviter la saignée, par rapport à l'abbatement des Malades, qui semble demander qu'on ne fasse aucune évacuation qui puisse diminuer le peu de force qui leur reste. Mais quand on fait attention que l'abbatement du Malade ne vient pas d'un épuisement réel de ses forces, qu'il dépend de l'engorgement des vaisseaux lymphatiques du cerveau, & que ces vaisseaux engorgés peuvent interrompre la circulation du sang, & causer une inflammation dans le cerveau, on conçoit qu'il est nécessaire de désemplir ces vaisseaux dès le commencement. La ſaignée du pied étant plus capable qu'aucune autre de déſemplir promptement & particulierement les vaiſſeaux du cerveau, on tirera du ſang à un des pieds du Malade, dès le commencement du premier accès, malgré ſa foibleſſe apparente : il ne faut pas cependant que la premiere ſaignée ſoit auſſi grande qu'on a coutume de les faire dans les autres eſpéces de fiévre : car l'experience nous apprend que les Malades ne peuvent ſoutenir d'abord de grandes ſaignées, & qu'ils tombent en foibleſſe dès qu'on leur a tiré un peu de ſang.

Quoique dans cette maladie la fiévre ſoit preſque inſenſible, elle a cependant des redoublemens marqués : on connoît qu'ils ſont ſur leur fin, par un peu moins de fréquence dans les battemens du pouls, & par un peu de diminution dans l'affaiſſement & dans l'aſſoupiſſement du Malade : dès qu'on s'en apperçoit on lui fait donner un des lavemens purgatifs marqués à la fin de ce Mémoire.

Lorſque l'on a obſervé que le pouls recommence à devenir plus fréquent, & que l'abbattement & l'aſſoupiſſement du Malade, &c. augmentent ; pour lors on réitere la ſaignée du pied. Les Malades ſoutiennent ordinairement mieux cette ſeconde ſaignée ; ainſi on doit la faire auſſi grande que les forces du Malade peuvent le permettre.

Nous obſervons dans ces maladies que les ſécrétions c'eſt-à-dire la filtration des différentes humeurs eſt fort interrompue ; mais ce dérangement ne dépend pas (comme dans les autres fiévres) du gonflement des vaiſſeaux & de la trop grande tenſion de toutes les parties ſolides, il eſt au contraire cauſé pour l'ordinaire par leur affaiſſement & par leur peu de reſſort ; ainſi l'on peut évacuer les humeurs, dès qu'elles ont été détrempées & diviſées, ſans craindre que la tenſion des parties ſolides empêche leur évacuation, ou la rende peu utile. On pourra donc purger ces Malades à la fin du ſecond redoublement, ſi l'on a remarqué des matieres bilieuſes dans les évacuations, & ſi la fiévre eſt toujours médiocre : on préferera le vomitif à tout autre purgatif, non-ſeulement parce qu'il débarraſſe plus parfaitement les glandes des premieres voies, mais auſſi parce que les efforts que font les Malades en vomiſſant, preſſent & fouettent toutes les liqueurs ; qu'ils font couler celles qui ſéjournent dans les plus petits vaiſſeaux par le défaut de reſſort, & qu'ils peuvent par conſéquent débarraſſer les vaiſſeaux lymphatiques du cerveau qui ſont engorgés.

Si, contre l'ordinaire, ce ſecond redoublement étoit vif, que la chaleur de la peau fût grande, que le poulx fût fort élevé, dur & fréquent, enſorte qu'on eût lieu de penſer que la raréfaction des liqueurs fût conſidérable, & que les Parties ſolides fuſſent gonflées & tendues : pour lors il ne faudra pas ſe contenter de ſaigner les Malades une fois dans le commencement de ce redoublement ; il faudra faire une ſeconde ſaignée au pied, ſix ou ſept heures après la prémiere. On en fera même une troiſiéme ſept ou huit heures après la ſeconde, ſi ce redoublement continuoit à être vif.

Pendant la vivacité de ce redoublement on ſuſpendra l'uſage de l'Opiat, & on ne purgera pas le Malade après qu'il ſera paſſé, à moins que la fiévre ne fût fort diminuée, & qu'on n'eût remarqué des humeurs fondues & bilieuſes dans les évacuations que les lavemens auroient cauſées, ou dans celles qui ſeroient venues naturellement. Si on ne trouve pas que la fiévre ſoit moderée, & que les évacuations ſoient bilieuſes, on fera prendre au Malade un lavement purgatif, & on recommencera l'uſage de l'Opiat marqué, comme nous l'avons dit. Il eſt rare que le ſecond redoublement de ces fiévres ſoit conſidérable. La fiévre ne commence pour l'ordinaire à devenir vive qu'au troiſiéme redoublement, & ſouvent même qu'au quatriéme. C'eſt pourquoi il eſt utile de faire vomir les Malades après le le second redoublement, supposé que la fiévre soit médiocre, & qu'on ait lieu de croire que les humeurs soient détrempées & en état d'être évacuées : car il est certain que les parties solides sont pour lors ordinairement souples, & qu'elles ne s'opposent pas aux évacuations.

Si dans le troisiéme redoublement la peau n'est ni brulante ni ardente, si le pouls n'est ni dur, ni fort élevé, ni fort fréquent ; c'est-à-dire, si la fiévre n'est pas vive, & que néanmoins l'affaissement du Malade augmente, que son délire, quoique sourd, soit plus continuel, si le Malade se reveille plus difficilement, ou si après qu'il est réveillé, il est plus long-tems à revenir entierement à lui, pour lors on aura lieu de penser que l'engorgement des vaisseaux lymphatiques du cerveau est fort augmenté, que tous les remedes employés, n'auront pû donner assez de fluidité à l'humeur engorgée, ainsi il faudra avoir recours à des remedes plus efficaces. L'emplâtre vesicatoire est de tous ceux que j'ai tentés, celui qui m'a paru fondre plus puissamment la lymphe qui est particuliere au cerveau. C'est pourquoi, après avoir fait saigner le Malade du pied, pendant le redoublement, on lui appliquera, dès qu'il sera fini, un emplâtre vesicatoire à la nuque du col, ou entre les cuisses, en observant toutes les précautions marquées dans le Mémoire des fiévres inflammatoires du cerveau.

Quoique la Maladie soit encore dans son commencement, & que le Malade n'ait pas encore été beaucoup évacué, ni par les saignées, ni par les purgatifs, on peut placer ce remede avec succès, lorsque la fiévre est très-médiocre, & que le Malade est fort affaissé & assoupi, parce que ces accidens nous assurent (lorsqu'il y a peu de fiévre) que l'engorgement des vaisseaux lymphatiques du cerveau est très-considérable, que la filtration des esprits est fort-diminuée, & par conséquent que toutes les parties ont peu de ressort & de sensibilité ; ainsi on ne doit pas craindre que le vesicatoire cause trop de d'irritation.

Mais lorsque la fiévre est vive, & que l'affaissement & l'assoupissement du Malade ne sont pas considérables, il ne faut pas mettre ce remede en usage que le Malade n'ait été bien détrempé, & qu'il n'ait été suffisamment saigné & purgé.

Les emplâtres vesicatoires n'empêchent pas qu'on ne saigne & qu'on ne purge les Malades, lorsque la fiévre & les autres accidens de la Maladie le demandent ; ainsi si la fiévre devient vive, ou si l'inflammation fait des progrès rapides, après que les vesicatoires auront été appliqués, on conduira le Malade, comme il est marqué ci-après.

Si le troisiéme redoublement est considérable, comme il l'est ordinairement, si la chaleur de la peau est vive, si le pouls est élevé & frequent, si les urines qui ont été crues deviennent rouges, & si le délire du Malade qui étoit sourd, devient vif, si le Malade qui restoit abbatu, dans la même situation, se remue sans cesse & est fort agité, pour lors il sera certain que les vaisseaux sanguins du cerveau, & sur-tout ceux des membranes qui l'enveloppent, sont engorgés, & que l'inflammation de ce viscere est commencée : c'est pourquoi il ne faut plus songer qu'à éviter qu'elle ne fasse de progrès rapides ; ainsi on suspendra l'usage de l'Opiat. On s'en tiendra aux bouillons & à la tisane, & on fera faire une saignée du pied, le plutôt qu'on pourra. L'on en fera une autre sept ou huit heures après, si la fiévre n'est pas fort moderée, ou si les accidens ne sont pas fort diminués. Dans l'intervalle de ces saignées, on fera prendre au Malade un ou deux lavemens d'eau.

On examinera à la fin de ce redoublement si les évacuations procurées par les lavemens, ou celles qui sont venues naturellement, sont mêlées de matieres bilieuses ; si la peau n'est plus si ardente, & si le pouls n'est plus tendu ni fort élevé. Si on trouvoit le Malade dans cet heureux état, on en profiteroit pour évacuer les humeurs qui causent les redoublemens. On lui donnera donc pour lors une prise de la poudre vomitive, ou une prise d'Hypecacuhana en poudre : ce remede est préférable dans cette occasion à tout autre vomitif, parce qu'il fond & qu'il divise les humeurs lymphatiques. On proportionnera les doses à l'âge, aux forces, &c. du Malade, comme il est marqué dans le Mémoire de l'usage de ces remedes.

Si le Malade avoit été purgé la veille avec un vomitif ou avec un simple purgatif, on ne le purgeroit pas; mais s'il ne l'a pas été, on pourra le purger, en supposant toujours qu'il soit bien préparé.

Deux jours après, on repurgera le Malade ; on lui fera prendre encore un vomitif, si depuis le premier il a vomi des vers ou de la bile, ou s'il a eu de fréquentes envies de vomir. S'il n'a eu aucun de ces accidens, depuis qu'on l'a fait vomir, on le purgera avec une prise de la Poudre Febrifuge, ou avec une prise des pilules universelles purgatives, proportionnée à son âge, à ses forces, &c. selon qu'il est marqué dans le Mémoire de l'usage de ces remedes. Et si les Malades sont à leur aise & d'une complexion fort délicate, on se servira des potions purgatives ordinaires, faites avec la Casse, les Follicules, la Manne, &c.

Si au contraire on n'a remarqué après ce troisiéme redoublement aucunes matieres bilieuses, dans les évacuations, si la peau est restée ardente, si le pouls est tendu, fréquent, élevé, &c. pour lors il ne faudra pas purger le Malade. On lui donnera seulement un lavement purgatif à la fin du redoublement, & on recommencera l'usage de l'Opiat, des apozémes, &c.

Dès que le redoublement suivant reparoîtra, on cessera l'usage de l'Opiat ; on s'en tiendra aux bouillons, à la tisane, & on ressaignera le Malade du pied.

On réïterera cette saignée, si le redoublement est long & fort vif, ou si le délire, l'assoupissement, &c. sont grand & plus continuels, ou si le Malade est fort agité, ou si les mouvemens convulsifs sont forts & fréquens.

Quoique ces mouvemens soient pour l'ordinaire assez fréquens & assez sensibles dans les doigts des mains, on pourroit cependant ne les pas appercevoir dans cette espece de fiévre, dès qu'ils commencent, parce qu'ils sont assez foibles & souvent même assez rares: c'est pourquoi l'on aura attention de tirer une des mains du Malade hors de son lit, chaque fois qu'on ira le visiter. On étendra les doigts du Malade & on les appuiera sur le lit, ou sur le dos d'une de ses mains, pendant que de l'autre on lui tâte le pouls pour ne le pas inquiéter. On regardera pour lors attentivement les doigts, & on examinera pendant un peu de tems de suite, s'ils ne flageolent pas souvent, ou s'ils ne font pas quelques mouvemens brusques & involontaires, qu'on appelle mouvemens convulsifs.

Dès que le redoublement sera fini, on examinera de nouveau s'il y a des évacuations bilieuses, & si la fiévre est fort moderée, en ce cas on purgera le Malade, pourvu qu'il ne l'ait pas été la veille.

Si le Malade a été purgé le jour précédent, on se contentera de lui donner un lavement purgatif, une heure & demie ou deux heures après que le redoublement sera fort diminué, & on recommencera l'usage de l'Opiat & des apozêmes, en continuant de le faire boire souvent. On cessera de donner l'Opiat & les apozêmes, dès qu'un nouveau redoublement recommencera.

Lorsqu'on aura trouvé les humeurs assez fondues pour pouvoir purger le Malade avec succès, on continuera de le purger de deux jours l'un, avec la Poudre Febrifuge, ou avec les Pilules universelles purgatives, comme il est marqué, à moins que les évacuations ne devinssent crues & séreuses, & qu'il ne survînt une augmentation de fiévre qui gonflât & tendît les parties solides. Pour lors il faudroit suspendre les purgatifs, jusqu'à ce qu'on s'apperçût que les humeurs fussent redevenues bilieuses, & que les parties solides fussent devenues souples.

Pendant l'intervalle qu'on laisse entre les purgatifs, on conduit le Malade, comme il est marqué ci-dessus, c'est-à-dire, 1°. qu'on ne donne au Malade que du bouillon, de la tisane, & des lavemens d'eau pendant le redoublement, & qu'on le saigne du pied dans le fort des redoublemens, tout autant de fois que la vivacité de la fiévre ou la grandeur des accidens de la tête le demandent & que les forces du Malade le permettent.

2°. Qu'on donnera un lavement purgatif au Malade à la fin de chaque redoublement, & qu'on recommencera l'usage de l'opiat & des apozêmes, pendant les intervalles qui sont entre les redoublemens. On suit cette conduite, jusqu'à la fin de la maladie.

Lorsqu'on n'a pas pû faire appliquer les vesicatoires dès le commencement par rapport à la vivacité de la fiévre, &c. & que l'assoupissement, le délire, les mouvemens convulsifs, &c. subsistent dans toute leur force, quoique le Malade ait été saigné cinq ou six fois du pied, & qu'il ait été purgé deux ou trois fois, pour lors on fera appliquer les vesicatoires à la fin d'un redoublement.

Quand même les évacuations causées par les purgatifs, auroient été crues & sereuses, cet accident ne doit point empêcher qu'on n'applique les vesicatoires; car comme ce remede est un fondant, il ne peut qu'avancer la coction des humeurs & de les disposer à une évacuation salutaire.

Dès qu'on aura resolu d'appliquer les vesicatoires, on cessera l'usage de l'opiat. Le Malade commencera quelques heures avant leur application, l'usage de la tisane marquée à la fin de ce Mémoire, afin d'empêcher que ces emplâtres ne causent des ardeurs d'urine; & on observera tout ce que nous avons marqué dans le Mémoire des fiévres inflammatoires du cerveau sur l'application de ce remede.

Il ne doit pas empêcher qu'on ne saigne les Malades dans le fort des redoublemens, lorsque la grandeur de la fiévre & des accidens le demandent; mais on doit pourtant ménager davantage les saignées, parce que ce remede y supplée en quelque façon, comme nous l'avons dit.

L'application de ce remede doit engager à tenir le ventre des Malades libre, afin d'évacuer les humeurs qu'il met en fonte; ainsi on continuera de donner des lavemens, de les rendre purgatifs, s'il est nécessaire, & de purger le Malade de deux jours l'un. Dans les jours d'intervalle qu'on laisse entre les purgatifs, on rendra leur tisane un peu laxative, comme il est marqué à la fin de ce Mémoire, supposé que les lavemens ne fissent pas assez d'effet. On observera cependant de choisir des purgatifs doux; ainsi on purgera les Malades avec les pilules universelles purgatives, comme il est marqué dans le Mémoire de leur usage, & les personnes fort délicates, seront purgées avec la Casse, la Manne & un peu de Sel végétal. On cessera tout à-fait l'usage de l'opiat, dès qu'on aura appliqué les vesicatoires.

Lorsqu'il reste un peu de fiévre, après que les accidens du cerveau sont dissipés ou fort diminués, & que les redoublemens de la fiévre sont périodiques, on peut mettre en usage l'opiat & la tisane de Quinquina, comme nous l'avons marqué à la fin des Mémoires des fiévres continues simples & des fiévres inflammatoires. Mais on ne doit jamais se servir de ce remede, comme nous l'avons recommandé, que sur la fin de la maladie, après que le Malade a été suffisamment évacué par les saignées & les purgations, & lorsque la fiévre est très-médiocre.

S'il survient un devoiement dans le commencement ou pendant le cours de cette maladie, ou si le Malade rend des vers par en bas, ou par la bouche, enfin s'il a des aigreurs, après avoir pris du bouillon ou de la tisane, on ajoutera à la conduite marquée ci-dessus les remedes convenables à ces accidens marqués dans les Mémoires des fiévres continues simples & des fiévres inflammatoires du cerveau.

Les sueurs qui surviennent dès le commencement de la Maladie, ne doivent point empêcher qu'on ne saigne les Malades, dans le tems même qu'elles durent, lorsque la vivacité de la fiévre & la grandeur des accidens le demandent ; parce que ces sueurs ne sont pas salutaires, comme nous l'avons dit.

L'on observera aussi de ne point trop couvrir les Malades, de ne point trop échaufer leur chambre, de ne leur point donner de vin, ni autres liqueurs spiritueuses par les raisons que nous avons marquées dans les Mémoires des fiévres continues simples & des fiévres inflammatoires du cerveau. Voilà en général la méthode selon laquelle on doit conduire les Malades attaqués des fiévres vraiment malignes. Il ne nous reste plus qu'une observation à faire sur l'usage des remedes spiritueux, tant dans les fiévres inflammatoires du cerveau, que dans les fiévres malignes.

Observation sur l'usage des Remedes spiritueux dans les Fiévres inflammatoires du Cerveau, & dans les fiévres vraiment malignes.

Nous observons souvent dans la pratique que les Malades attaqués de fiévres inflammatoires du cerveau, sur-tout de fiévres vraiment malignes, tombent dans un assoupissement presque léthargique, & qu'ils perdent toute connoissance vers le treize ou le quatorze de la maladie, & quelquefois plus tard, sur-tout lorsqu'on n'a pas appliqué les emplâtres veficatoires ; ou qu'on n'a pu les appliquer que vers le onze de la maladie ou plus tard. L'état dangereux où sont pour lors les Malades, le peu de succès des saignées, la foiblesse extrême & l'anéantissement presque total des Malades, ont fait souvent tenter dans ces momens, les remedes spiritueux, tels que le Lilium, les Sels volatils. les gouttes du Général Lamotte, l'or potable de mon Pere, &c.

Le succès prodigieux & inesperé, qu'ont eu ces remedes en plusieurs occasions, les a fait regarder comme très-efficaces, & a engagé à les mettre en usage dans le commencement de ces maladies. On a bien-tôt été instruit par leur mauvais effet, qu'ils ne convenoient pas dans les premiers jours, & l'usage en a été interdit : mais l'on a été très-surpris d'observer que ces remedes donnés à la fin de ces maladies & dans des circonstances qui paroissoient les mêmes, ont souvent augmenté tous les accidens, qu'ils les ont rendus plus considérables, & qu'ils ont abregé la vie du Malade au lieu de le guérir, comme ils avoient fait dans d'autres occasions. Ces exemples funestes étant plus fréquens que ceux qui étoient heureux, ont déterminé bien des personnes à en bannir absolument l'usage & à empêcher qu'on ne s'en servît dans des circonstances où ils auroient peut-être réussi : car il est certain que ces remedes peuvent être très-utiles ; mais leur succès depend d'une juste application. Ils réussissent quand ils sont donnés à propos ; mais ils sont très-nuisibles, & peuvent faire périr promptement les Malades, quand ils sont donnés dans le cas où ils ne conviennent pas. Nous ne pouvons distinguer les circonstances où ces remedes conviennent, & celles où ils sont nuisibles, que par une exacte observation des symptômes qui paroissent pour lors. Je vais tâcher de les faire connoître, d'autant plus que ces éclaircissemens ne seront seulement pas utiles aux personnes qui ne sont pas instruites, mais même qu'ils pourront l'être aux Etudians en Medecine, ne connoissant aucun Auteur qui ait entré dans ce détail.

Lorsqu'un le Malade tombe vers le treize ou le quatorziéme jour de sa maladie ou même plustard, dans un assoupissement presque léthargique, qu'il perd presque entierement la connoissance, & qu'il est dans un affaissement total, quoiqu'il ait éte suffisamment saigné, & qu'il ait été bien évacué, pour lors on examinera si le délire qui accompagne ces accidens, est violent, si le Malade parle avec véhémence, s'il crie, s'il veut battre, & si ses mouvemens convulsifs sont fréquens, brusques & forts, si ses yeux sont égarés & étincelans, & parsemés de vaisseaux rouges & gonflés, si la peau est fort séche & ardente, pour lors les remedes spiritueux sont nuisibles, & doivent plutôt faire périr le Malade que de le soulager ou le guérir. Ces symptômes nous assurent que l'inflammation est très-considérable, qu'elle s'est étendue sur la plus grande partie des membranes du cerveau, qu'elle a passé dans l'intérieur de ce viscere, & qu'elle tourne en gangrenne : ainsi tous les remedes spiritueux sont pour lors nuisibles.

Si au contraire l'assoupissement léthargique, l'affaissement du Malade, &c. ne sont pas accompagnés de ces accidens, si le délire de ces Malades est sourd, s'ils parlent rarement, doucement & entre leurs dents, si les mouvemens convulsifs sont rares, s'ils se font foiblement, si les yeux sont éteints & mornes, si le visage est plutôt livide que trop enflammé, si la peau n'est point séche & ardente, pour lors les remedes spiritueux marqués ci-dessus, & les autres remedes de cette espéce sont très-utiles, & ont souvent de grands succès. La raison est que l'assoupissement & l'affaissement presque total des Malades, &c. ne sont pas causés par une inflammation dans le cerveau, c'est-à-dire, par l'irruption du sang dans les vaisseaux lymphatiques. Ces accidens dépendent pour lors de l'arrêt ou du séjour du sang & de la lymphe, dans leurs propres vaisseaux capillaires, qu'ils ne peuvent traverser par le défaut du ressort de ces vaisseaux : car les liqueurs ne circulent & ne traversent les vaisseaux, qu'autant qu'elles sont poussées & fouettées par le ressort de leur parois, & par celui des parties voisines.

La perte du ressort des vaisseaux sanguins & lymphatiques, vient pour lors de la trop grande distension ou dilatation qu'ils ont souffert pendant qu'ils ont été engorgés ; car quoique les remedes qu'on a mis en usage, dissipent l'inflammation du cerveau, quoiqu'ils divisent les humeurs lymphatiques epaissies & engorgées, & qu'ils leur donnent toute la fluidité nécessaire pour pouvoir circuler facilement, cependant lorsque l'extrême distension ou dilatation qu'ont souffert tous les vaisseaux pendant qu'ils ont été engorgés, les a forcés jusqu'à un certain point, & leur a fait perdre leur ressort : pour lors les liqueurs quoique devenues fluides, ne peuvent les traverser, & sur-tout ceux qui sont fort tortueux, comme sont les vaisseaux capillaires, sanguins, & les vaisseaux lymphatiques, parce qu'elles ne sont pas pressées & fouettées par les parois de ces vaisseaux ; ainsi elles y séjournent, elles s'y amassent, & ces vaisseaux restent toujours fort dilatés & sans ressort.

Lorsque les liqueurs, sur-tout celles qui sont lymphatiques, séjournent, la sérosité la plus fine s'en sépare. Or comme les vaisseaux ne peuvent être dilatés que les mailles de leur parois ne soient écartées & aggrandies, la sérosité séparée s'échape par ces ouvertures : elle se répand sur toutes les parties voisines, & par conséquent sur les glandes : elle les relâche, & cause enfin leur affaissement : pour lors la filtration de ce fluide qu'on nomme esprits animaux, (desquels dépend le ressort des parties solides) est interrompue, & par conséquent toutes les parties solides s'affaissent, & le Malade tombe dans un sommeil léthargique qui le feroit bien-tôt périr, si on n'y remédioit.

L'on conçoit aisément que les remedes spiritueux sont pour lors très-utiles, & qu'ils peuvent prévenir la catastrophe prochaine : car ils remettent en mouvement la petite quantité des parties spiritueuses qui est encore dans les glandes du cerveau, ou dans les tuyaux nerveux, & qui y séjourne sans action & sans mouvement. Ils développent les parties spiritueuses qui restent embarrassées dans les liqueurs : ils agissent aussi sur les parties solides ; ils leur donnent de l'action, de la force & du ressort. Ils redonnent aussi du mouvement au sang & aux liqueurs lymphatiques qui sont arrêtés & les font couler ; ainsi ils peuvent ranimer le cours des esprits, & rétablir la circulation des liqueurs qui étoit fort rallentie & presque interrompue. Leur usage continué dissipe peu à peu la sérosité épanchée sur le cerveau, & redonne insensiblement à ce viscere la consistence & la fermeté qu'il doit avoir.

Voilà la maniere dont agissent ces remedes & la cause de leur succès; d'où il suit, que s'ils sont efficaces lorsqu'il faut redonner du mouvement aux liqueurs arrêtées, & qui séjournent par le défaut du ressort des vaisseaux, & que s'ils sont utiles pour donner du mouvement aux parties solides engourdies & affaissées, ils doivent être très-nuisibles, lorsque les parties solides sont roides & trop tendues, & lorsque le mouvement des liqueurs n'est que trop grand, & qu'on doit craindre de l'augmenter.

Lorsqu'on commencera à mettre en usage les remedes spiritueux, tels que le Lilium, les gouttes du Général Lamotte, ou l'or potable de mon pere, on en donnera d'abord plusieurs prises assez fortes, à plus ou moins de distance les unes des autres, selon l'effet qu'elles feront, & on continuera à en donner jusqu'à ce que le malade soit mieux ; on les éloignera ensuite. Il faut lire ce que j'ai marqué dans le Mémoire de l'or potable sur l'usage de ces remedes dans les fiévres malignes.

Il est aisé de conclure de ce que nous venons de dire que l'usage de ces remedes est plus souvent utile à la fin des fiévres vraiement malignes qui dépendent principalement d'un engorgement lymphatique, qu'à la fin des fiévres inflammatoires du cerveau, dans lesquelles l'inflammation devient assez souvent gangreneuse.

Après que le Malade sera sorti de l'affaissement où il étoit, & que ses forces seront un peu rétablies, il sera nécessaire de le purger doucement ; ainsi les gens riches & aisés se purgeront avec la Casse, la Manne, & le sel Végétal, &c. Les Pauvres se serviront des pilules universelles purgatives, dont ils prendront une dose convenable à leurs forces, & à leur âge, comme il est marqué dans le Mémoire de leur usage.

L'usage des remedes spiritueux ne doit point empêcher, qu'on ne se serve dans la suite du Quinquina, s'il est nécessaire ; il ne faut pas cependant le mettre en usage, qu'on n'ait purgé le malade deux ou trois fois depuis l'usage de ces remedes.

Bouillons.

Les bouillons des gens aisés seront faits avec le veau, & la volaille, on se souviendra d'abord de les faire fort legers

Ceux des pauvres seront faits avec la fressure, ou les extrémités des animaux, & ceux des malades qui sont dans une extrême misere seront faits avec du ris, ou de la farine, & de l'eau, comme il est marqué dans le Mémoire des fiévres intermittentes, & des fiévres continues simples.

On se souviendra qu'il faut mettre des lentilles, ou

de la purée de lentilles dans les bouillons, quand il y a du dévoiement.

Tisane.

Les tisanes ordinaires seront faites avec la racine de Scorsonnaire, le Chiendent, & la Reglisse : si l'on ne peut avoir de cette racine, on la fera avec le Chiendent seul, & la Reglisse.

Quand les urines sont rouges, ou qu'elles ne passent pas abondamment, on fait fondre dans chaque pinte de tisane un gros de Nitre purifié, ou de Cristal minéral.

Lorsqu'il y a un dévoiement séreux, on fait bouillir dans chaque pinte de la tisane marquée ci-dessus un gros & demi de corne de cerf calcinée, ou d'os de bœuf calcinés ; & si le dévoiement subsiste encore également fort après ving-quatre heures de l'usage de cette tisane, on fera boire au malade de la tisane faite avec la mie de pain desséchée, la corne de cerf, ou les os de bœuf calcinés, comme il est marqué dans le Mémoire des fiévres continues simples.

Tisane dont on doit se servir, quand on a le dessein de faire appliquer les vesicatoires.

Prenez une botte de Chiendent, & une demie-poignée d'orge, faites bouillir le tout pendant un demi-quart d'heure dans une grande pinte d'eau ; en retirant le pot du feu, on y jettera un peu de racine de Guimauve concassée, & un gros & demi de Nitre purifié, ou de Cristal mineral : on laissera refroidir la tisane, & on la passera.

Lorsqu'on veut rendre cette tisane laxative, on mêle une pilule, ou une pilule & demie universelle en poudre, dans une pinte de cette tisane, & on remue le pot toutes les fois qu'on en fait boire.

Opiat pour les malades qui ſont à leur aiſe.

Prenez Diaphorétique minéral, & Craye blanche, ou Craye de Briançon, de chacun un demi-gros; Tartre vitriolé bien tartariſé un ſcrupule; le tout en poudre fine, & incorporé avec le ſirop commun, ou avec le ſirop de Capillaires: on le partagera en trois priſes pour les malades qui auront plus de quinze ans, & en ſix priſes pour ceux qui n'auront pas encore cet age.

Opiat pour les pauvres.

Prenez coquilles d'œufs calcinées, un demi-gros; une pilule univerſelle purgative, le tout en poudre fine bien broyé enſemble, incorporé avec le ſirop commun, ou un peu de miel, & on le partagera de même en trois priſes pour les malades qui ont paſſé quinze ans, & en ſix priſes pour ceux qui ſont au-deſſous de cet âge.

Apozême.

Prenez racine de Scorſonnaire, trois gros; feuilles de Bourrache, de Bugloſe, de chacune deux poignées hachées menu; faites bouillir le tout un moment avec ſix gobelets d'eau, enſuite on le paſſera.

Lorſqu'on voudra les rendre purgatifs, on y fera fondre trois gros, ou une demie-once de ſel admirable de Glauber, ſuppoſé que les malades ſoient à leur aiſe.

Lorſqu'ils ſeront pauvres on délayera dans les ſix gobelets d'apozême, une pilule, ou une pilule & demie univerſelle purgative après l'avoir écraſée, & miſe en poudre, ou l'on y fera bouillir un gros de Senné. Lorſqu'on met en uſage un des opiats marqués ci-deſſus, ou lorſqu'on rend les apozêmes purgatifs, on ne mettra rien dans les tisanes qui puisse lâcher le ventre.

On cesse de mettre des purgatifs dans les apozemes, & dans les tisanes, lorsque le ventre est suffisamment libre, ou lorsque les malades prennent de l'opiat, & lorsque les redoublemens commencent.

Les purgations dont on se sert lorsqu'il y a du dévoiement seront faites, comme il est marqué dans le Mémoire des fiévres inflammatoires du poulmon, avec le Rapontic.

On se servira aussi des préparations de Quinquina, qui sont marquées dans ce Mémoire, lorsqu'il s'agira d'arrêter de legers mouvemens de fiévre périodique qui se soutiennent quelquefois, après que l'inflammation a cessé, & que le malade a été suffisamment évacué.

Les lavemens seront faits, comme il est marqué à la fin des Mémoires sur les fiévres continues simples, & sur les fiévres inflammatoires.

METHODE

SUIVANT LAQUELLE LES personnes charitables doivent traiter les Pauvres de la Campagne attaqués de Fiévres Inflammatoires du foye & des intestins.

L'INFLAMMATION du foye dépend de même que celle de tous les autres visceres, de l'épaississement de l'humeur qui doit se séparer par ses glandes. Cette inflammation se fait connoître par la douleur que le malade ressent au foye, & par la fiévre qui l'accompagne.

Pour connoître si la douleur que le malade ressent,

est [illegible] foye, il faut se souvenir qu'il est situé sous les fausses côtes droites, & qu'il s'étend sur l'estomach jusqu'au cartilage xyphoïde, c'est-à-dire, jusqu'à cet enfoncement qui est au-dessous de la poitrine, que le peuple nomme le *Brecket.*

Lorsque l'engorgement inflammatoire est dans la partie du foye qui recouvre l'estomach, ou vers les bords de ce viscere, on s'en assure aisément par la douleur vive que le malade ressent dès qu'on appuie un peu sur l'enfoncement qui est au-dessous de la poitrine, ou dès qu'on presse le rebord des fausses côtes droites, en poussant un peu l'extrémité des doigts par-dessous.

Mais lorsque l'engorgement inflammatoire est dans un endroit du foye recouvert par les fausses côtes, il n'est pas si aisé de connoître si la douleur que ressent le malade dépend d'un engorgement dans le foye; car il ne peut indiquer l'endroit où il la ressent, qu'en montrant la partie des fausses côtes qui y répond, & qui est vis-à-vis l'endroit où est l'engorgement. Or, comme la douleur pourroit dépendre d'un engorgement inflammatoire dans les parties extérieures qui recouvrent le foye, on ne peut être d'abord certain que le foye soit la partie affectée; pour s'en assurer, il faut toucher légerement la partie où le malade ressent de la douleur; si elle augmente sensiblement, dès qu'on touche cette partie, il est sûr que l'engorgement est dans les parties extérieures, & il y a lieu de croire que le foye n'est pas attaqué; mais, si elle n'augmente pas par le toucher, on sera fondé à penser que la douleur dépend d'un engorgement inflammatoire dans le foye.

Quoique la douleur n'augmente pas, quand on touche l'endroit que le malade indique; cependant, si cet endroit est fort près des vraies côtes, c'est-à dire, de la poitrine, on ne peut sçavoir positivement si l'engorgement est dans la partie supérieure d'un des lobes du foye, ou dans le diaphragme, ou dans la pleure,

ou

ou dans le bord inférieur d'un des lobes du poulmon droit ; c'est pourquoi on examinera, si le malade a de la peine à respirer, s'il tousse fréquemment, si ses crachats sont teints de sang, &c. Si l'on remarque quelqu'un de ces accidens, il est sûr que l'engorgement est dans le poulmon, ou dans le diaphragme, ou dans la pleure ; mais si la respiration est fort libre, s'il n'y a point de toux, &c. on aura raison de croire que l'engorgement est dans le foye.

Nous pouvons encore juger que l'engorgement inflammatoire est au foye, par la couleur des urines, & par celle de la peau ; car lorsque ce viscere est enflammé, ou prêt à l'être, la peau & le blanc des yeux sont souvent jaunes, les urines sont d'un rouge foncé ; & quand on y a trempé un linge, il est teint en jaune, ce qui n'arrive pas, quand la couleur rouge des urines ne dépend que de la violence de la fiévre: cependant ces symptômes ne paroissent pas toujours dès le commencement de la maladie, à moins qu'il n'y ait beaucoup de glandes engorgées, ou qu'il n'y ait une grande partie du foye dans une disposition prochaine à l'inflammation, ou que la vivacité de la douleur n'ait mises tous les fibres de ce viscere dans une tension, & dans une contraction si grande, que la plus grande partie des glandes soit trop resserrée, & que la filtration de la bile soit fort dérangée ; pour lors nous observons encore que les malades ne vont pas à la garde-robe, que les lavemens font peu d'effet, & que les matieres que rendent les malades sont noirâtres, ou d'un gris blanchâtre ; mais comme il est rare que le cours de la bile soit interrompu jusqu'à un certain point, dès le premier accès de la fiévre ; nous n'avons pour lors aucun autre signe de l'inflammation du foye que le siége de la douleur, comme nous l'avons dit.

Les indications qu'on doit suivre pour guérir cette maladie, sont les mêmes que celles qui doivent nous guider dans la curation de toutes les autres fiévres inflamatoires.

Il s'agit 1°. de donner de la fluidité à l'humeur engorgée, afin de débarrasser les glandes, & leurs vaisseaux sécretoires, & excretoires.

2°. D'empêcher que le sang ne passe dans les vaisseaux lymphatiques, & ne cause une inflammation dans le foye.

3°. Il faut diminuer les redoublemens de la fiévre, & la dissiper, puisque c'est dans ces redoublemens, que l'inflammation fait des progrès rapides, le sang étant pour lors plus raréfié, & poussé avec beaucoup plus de force.

Pour remplir la premiere indication, c'est-à-dire, pour donner de la fluidité aux liqueurs épaissies & engorgées, on commencera par mettre le malade à une diette très-sévere; car les liqueurs étant continuellement divisées, par la fermentation qui s'y passe, & broyées par l'action des solides, elles s'affaissent, & deviennent fluides, quand elles ne sont pas épaissies de nouveau, &, pour ainsi dire, nourries par un nouveau chyle. On ne donnera donc pas de bouillon au malade pendant tout le cours du premier accès, à moins qu'il ne fût foible, abbatu, ou qu'il eût été peu nourri avant de tomber malade, comme nous l'avons dit, on le fera boire abondamment de la tisane marquée à la fin de ce Mémoire, dès que le frisson sera passé, pour commencer à détremper les liqueurs, & à les faire couler. On ne peut les bien détremper, qu'en mettant en usage des remedes qui leur soient homogênes, & qui puissent s'y mêler, & les pénétrer, comme nous l'avons dit, dans les Mémoires précédens; on joindra donc à l'usage de la tisane des remedes légérement incisifs, qui ne puissent porter aucune ardeur dans le sang, ni aucune irritation dans les parties solides, & qui puissent cependant donner de la fluidité à la bile;

ainsi le malade boira de trois heures en trois heures ; deux gobelets de l'apozême marqué à la fin de ce Mémoire, il les avallera le plus chaud qu'il pourra à une demie-heure de distance l'un de l'autre.

Les humeurs engorgées ne peuvent acquerir le degré de fluidité nécessaire pour s'échapper des glandes, ou des vaisseaux dans lesquels elles sont arrêtées, que par un usage assez long des remedes les plus convenables. Pendant cet intervalle de tems, le cours du sang restant interrompu l'inflammation feroit de funestes progrès, si l'on ne facilitoit la circulation du sang, en désemplissant promptement & suffisamment les vaisseaux sanguins ; c'est pourquoi, on fera saigner les malades, dès que la chaleur de la fiévre sera bien marquée, & comme il faut empêcher, autant qu'il est possible, que le sang ne se porte aussi abondamment qu'à l'ordinaire dans les vaisseaux inférieurs ; on fera la saignée à un des bras, on tirera une quantité de sang proportionée à l'âge, & aux forces du malade, à la vivacité de sa fiévre, & de la douleur qu'il ressent.

Deux ou trois heures après cette saignée, on lui donnera un lavement d'eau, & deux ou trois heures après on lui fera une seconde saignée du bras. Ce remede est d'autant plus nécessaire dans cette maladie, que le sang qui revient de toutes les parties inférieures, & de tous les visceres du bas-ventre, doit passer par le foye, & que son cours seroit interrompu, si l'inflammation étoit fort considérable, & sur-tout si elle étoit dans la partie cave de ce viscere ; or, si le sang qui revient de tous les visceres du bas-ventre ne pouvoit passer facilement, ils seroient tous promptement engorgés, & le malade périroit en peu de tems : il est donc très-essentiel de tirer beaucoup de sang dès le commencement de cette maladie pour arrêter le progrès de l'inflammation, & faciliter la circulation du sang ; ainsi on fera une troisiéme saignée cinq ou six heures après la seconde, si la vivacité de la douleur, & la violence de la fiévre ne sont pas fort diminuées : on fera même une quatriéme saignée six ou sept heures après la troisiéme, si le redoublement se prolongeoit, & que la douleur subsistât toujours fort vive. Dans l'intervalle de ces saignées, on donnera des lavemens d'eau.

Dès que le redoublement sera fini, on donnera au malade un bouillon, & une heure après on lui fera prendre un des lavemens purgatifs marqués à la fin de ce Mémoire, on continuera à lui donner un bouillon de trois heures en trois heures; une heure & demie après chaque bouillon, il boira deux tassées d'apozême à une demie-heure de distance l'une de l'autre, comme nous l'avons dit : dans l'intervalle des bouillons, & des apozêmes, il boira souvent de la tisane.

Après quil aura rendu son lavement, on appliquera sur l'endroit douloureux un des cataplasmes marqués à la fin de ce Mémoire, ou du son roussi dans une poële, & enfermé entre deux linges, ou une vessie de cochon dont on remplira la moitié ou les deux tiers avec du lait bien chaud, ou de l'eau chaude, ou on mettra dessus l'endroit douloureux le couvercle d'un pot de terre qu'on aura laissé pendant un certain tems dans de l'eau bouillante pour qu'il soit bien chaud; ensuite on l'enveloppera dans un linge chaud; on réchauffera le son, le lait, l'eau ou le couvercle, quand ils ne seront plus assez chauds.

Dès que le second redoublement paroîtra, on saignera le malade d'un des bras, & on réitérera la saignée, six, ou sept heures après. On est même quelquefois forcé de faire une troisiéme saignée pendant le cours de ce redoublement, lorsqu'il est long & violent, & que la douleur est très vive. On continue au reste de donner les bouillons, & les apozêmes aux heures marquées, de faire boire souvent le malade, de lui donner des lavemens d'eau, & de mettre sur l'endroit douloureux des cataplasmes, ou du son roussi, &c.

Si malgré les ſaignées, &c. la douleur continue à être vive, après que le redoublement eſt fini, de maniere qu'on ait lieu de craindre qu'elle n'empêche le Malade de dormir, pour lors on lui donnera le ſoir, une priſe de la poudre de Corail anodine, proportionnée à ſon âge, &c. comme il eſt marqué dans le Mémoire de ſon uſage, où l'on choiſira tel autre Narcotique qu'on jugera à propos. On le placera deux heures après qu'il aura pris un lavement purgatif & une heure & demie après un bouillon. On donnera au Malade du bouillon, & on lui fera boire de la tiſane, quand il ne dormira pas. On conduira le Malade dans le troiſiéme redoublement comme dans le ſecond, c'eſt-à-dire, qu'on ſaignera le Malade d'un des bras, une, deux ou trois fois pendant ce redoublement, ſelon qu'il ſera plus ou moins violent, ou plus ou moins long, & ſelon que la douleur ſera plus ou moins vive. On continuera au reſte de donner des bonillons, des apozêmes, de la tiſane & des lavemens d'eau, comme il eſt marqué, & d'appliquer des cataplaſmes, &c. A la fin de ce redoublement, on fera prendre au Malade un lavement purgatif. Une demie-heure après, on lui donnera un bouillon, & une heure & demie après il avallera une priſe de poudre de Corail anodine ou autre Narcotique, ſuppoſé que la douleur ſoit vive; car quand elle eſt médiocre & qu'elle ne tourmente pas trop le malade, on ne donnera point de cette poudre, ni aucun Narcotique: on obſervera de n'en point donner dans le fort des redoublemens, & de placer ce remede le ſoir autant qu'il eſt poſſible; on continuera ainſi dans les redoublemens ſuivans, juſqu'à ce qu'on puiſſe placer un purgatif.

Nous avons marqué dans les Mémoires précedens qu'il falloit évacuer les humeurs qui entretenoient les redoublemens, & purger les malades dès qu'on avoit des ſignes de la coction des humeurs, & ſurtout lorſqu'on voyoit des matieres bilieuſes dans les évacuations, pourvû cependant que la fiévre qui subsiste entre les redoublemens, ne fût pas trop vive; mais dans la fiévre inflammatoire du foye, ces indications ne suffisent pas, il faut de plus attendre que la douleur du foye soit fort diminuée & presque dissipée. Tant qu'elle est un peu vive on ne doit placer aucun purgatif. Il faut se contenter d'entretenir le cours des évacuations bilieuses, ou de l'augmenter doucement par l'usage des apozêmes, des lavemens, & par une boisson abondante: on doit outre cela tâcher de calmer la douleur, par les Narcotiques tant qu'elle est vive, & de dissiper l'inflammation par les saignées réiterées.

Mais dès que la douleur sera fort diminuée, & que les évacuations serônt bilieuses, on purgera le malade, en choisissant les purgatifs les plus doux; ainsi on donnera aux pauvres une prise de pilules universelles purgatives, proportionnée à leur âge, &c. On la mettra en poudre, & on en fera un bole avec un peu d'huile. Le malade l'avallera dans du pain à chanter, ou délayé dans deux cuillerées de tisane; & il en boira un verre par-dessus. Si cette dose ne commençoit pas à operer deux heures après que le malade l'aura avallée, on lui en redonneroit une demie-prise de la même maniere. On doit en général purger plus tard dans cette espece de fiévre que dans les autres; on doit choisir des purgatifs doux, & l'on ne doit jamais se servir de vomitif: car l'expérience nous apprend qu'une douleur dans le foye fort diminuée devient très-vive, quand on purge trop tôt, ou qu'on emploie des purgatifs trop vifs, la connoissance de l'économie animale nous en découvre la cause; nous la marquerons dans le Traité que nous donnerons pour les Etudians en Médecine. Il faut donc s'en tenir à l'usage des remedes marqués ci-dessus, & sur-tout des saignées réitérées, non-seulement jusqu'à ce que les humeurs soient fondues,

& que la bile coule, & qu'il y ait des intervalles de tems assez longs où la fiévre soit très-modérée, comme dans les autres fiévres ; mais on doit encore suspendre le purgatif jusqu'à ce que la douleur soit très-calmée & presque dissipée.

On fera bien de donner au malade une prise de poudre de Corail anodine, le soir qu'il aura été purgé, & plusieurs heures après que l'effet du purgatif sera tout-à-fait fini. Si cependant le purgatif avoit reveillé la douleur, & qu'elle fût vive, il faudroit saigner le malade auparavant, & on ne lui donnera la poudre de Corail anodine, que trois ou quatre heures après la saignée.

Dès qu'on aura commencé à purger le Malade, on continuera à lui donner un purgatif de deux ou trois jours l'un, pourvû que la douleur ou la fiévre n'augmente pas, ou que les urines ne deviennent pas plus rouges & trop foncées. Dans tous ces cas, il faut suspendre le purgatif, & s'en tenir aux bouillons, aux apozêmes, &c. & saigner le Malade, selon que la vivacité de la douleur, & la grandeur de la fiévre l'exigeront.

On placera toujours le purgatif dans le tems où il y a moins de fiévre, & on le donnera assez-tôt pour que son effet soit fini, ou prêt de l'être, avant que le redoublement suivant commence.

Quand on a donné de la poudre de Corail anodine, ou un autre narcotique, on ne peut faire prendre un purgatif que huit ou dix heures après, parce que l'effet du purgatif seroit trop retardé par le narcotique. C'est pourquoi on évite de donner un narcotique quand on doit purger ; mais on fera bien d'en donner un après l'effet du purgatif, pourvû que la fiévre ne soit pas trop vive.

Dans les jours qu'on ne purge pas les Malades, on continue l'usage des bouillons & des apozêmes aux heures marquées. On les fait boire beaucoup de tisa.

ne. On leur donne des lavemens d'eau pendant les redoublemens. On les saigne quand la force de la siévre ou la vivacité de la douleur le demandent. On leur donne un lavement purgatif, après que le redoublement est fini. Une demie-heure après ils prennent un bouillon, & une heure & demie ou deux heures après le bouillon, ils avallent la poudre de Corail anodine ou un autre narcotique. On cesse de leur en donner lorsque la vivacité de la douleur ne l'exige plus, parce que ce remede suspend les sécrétions & les évacuations. On diminue la dose de la poudre de Corail anodine, ou on en cesse l'usage, lorsque le Malade est fort abbatu & affoibli.

On continue ainsi jusqu'à ce que le Malade soit guéri ; s'il lui reste un leger mouvement de siévre périodique, après que la douleur est presque tout-à-fait dissipée, & que les urines sont devenues belles & abondantes, on a recours aux préparations du Quinquina, & on les donne comme il est marqué dans les Mémoires des siévres continues simples & des siévres inflammatoires.

Si pendant le cours de la maladie, le Malade devient assoupi, ou s'il a une grande propension au sommeil, ou s'il rêve, on cessera sur le champ l'usage de la poudre de Corail anodine, ou de tout autre narcotique, on s'en tiendra aux apozémes, bouillons, &c. & on saignera le Malade à la gorge, si l'on peut, ou bien on lui fera une saignée à un des pieds, pourvû cependant qu'il ait été saigné auparavant cinq ou six fois du bras. On aura recours aussi à la saignée du pied, si celle de la gorge ne diminuoit pas assez promptement la propension au sommeil ou l'assoupissement, &c.

Lorsqu'il survient au Malade une toux fréquente, ou que les crachats sont fort rouillés, ou qu'il ressent de la douleur à un des côtés de la poitrine, pour lors on réitere les saignées du bras, & on en fait deux ou trois à cinq ou six heures d'intervalle. On cesse l'usage des apozêmes, & on donne à la place, une heure & demie après chaque bouillon, une prise de l'opiat marqué. Le Malade boira par-dessus deux tassées d'une légere infusion de feuilles de Bourrache, de Buglose ou de feuilles de Bouillon-blanc. On observe au reste tout le regime marqué. Si le Malade tousse souvent, qu'il ne crache pas beaucoup, si sa toux est séche, ou si ses crachats sont sereux, on lui donne de la poudre de Corail anodine, comme il est marqué, pour calmer la toux & la douleur : mais s'il crache abondamment, si ses crachats sont épais & gluants, ou s'il est oppressé, on ne lui donne ni poudre de Corail anodine, ni aucun autre narcotique, de peur de supprimer cette évacuation, à moins que la douleur ne fût extrémement vive.

S'il arrive pendant le cours de la maladie un dévoiement sereux ou glaireux, on cesse l'usage des apozêmes, on fait boire au Malade une tisane différente, marquée à la fin de ce Mémoire, on ne donne plus de lavemens purgatifs, on s'en tient aux simples lavemens adoucissans ; on fait toujours des saignées suivant que la vivacité de la fiévre & de la douleur le demandent. On donne le soir une prise de poudre de Corail anodine ou de Thériaque.

Lorsque ce dévoiement sera un peu calmé, que le douleur du Foye sera fort diminuée, & que la fiévre sera fort modérée, on purgera le Malade avec le Catholicon double & la Manne ou le Rapontic, comme il est marqué dans le Mémoire des fiévres inflammatoires du poulmon.

Si le dévoiement est bilieux, & qu'il ne soit pas accompagné de douleurs de colique, on se gardera bien de l'arrêter : car cette évacuation est salutaire ; ainsi on ne donnera ni Thériaque ni poudre de Corail anodine. On ne mettra rien dans les bouillons & tisanes qui puisse le suspendre. On se contentera de ne pas l'augmenter par les apozêmes qu'on supprimera, aussi-bien que les lavemens purgatifs, & on ne purgera qu'après que la bile aura coulé quelques jours. Si son écoulement cessoit ou diminuoit brusquement, on le rappelleroit par l'usage des apozêmes & des lavemens purgatifs.

Bouillons.

Les Bouillons seront faits, comme il est dit dans les Mémoires des fiévres continues simples & des fiévres inflammatoires du poulmon : on y jettera du ris ou des lentillles, lorsqu'il y aura du dévoiement.

Tisane

La Tisane sera faire avec le Chiendent & la racine de Chicorée sauvage, & on fera fondre dans chaque pinte de cette tisane, un gros de Sel admirable de Glauber ou de Cristal minéral, ou de Nitre purifié.

Lorsqu'il y aura de la toux, on fera les tisanes avec le Chiendent & la racine de Petit Houx, si on en peut avoir. Sur la fin on y jettera un peu de racine de Guimauve, on pourra y ajouter sur chaque pinte un scrupule seulement de Nitre purifié.

Lorsqu'il y a un dévoiement sereux sans toux, on se sert de cette derniere tisane, en retranchant le Nitre purifié, & on y ajoute deux gros de corne de Cerf calcinée, ou l'on se sert de la tisane faite avec la mie de pain ou le ris, &c. marquée dans le Mémoire des fiévres continues.

Dans ces mêmes cas, on fait les lavemens avec la décoction de feuilles de Mauve, de Guimauve & de bouillon blanc, ou avec la décoction de son & de Graine de Lin, ou avec l'eau & un peu de beure ou un jaune d'œuf.

Apozêmes.

Ils seront faits avec les feuilles de Scolopandre & de Chicorée sauvage, de chacune une poignée, hachées menu : le tout bouilli deux ou trois minuttes dans un pot de terre avec une pinte d'eau ; ensuite on le passera à travers un linge avec une forte expression, & on y fera fondre deux ou trois gros de Sel admirable de Glauber, selon que le ventre sera plus ou moins libre, & que les urines seront plus ou moins abondantes.

Lorsqu'il y a de la toux, on ne donne point d'apozêmes, comme je l'ai dit, & on se sert de l'Opiat suivant.

Lorsqu'il y a un dévoiement, on supprime les apozêmes, & l'on donne à la place par-dessus l'Opiat, une tassée de la seconde tisane marquée ci-dessus, ou deux tassées d'infusion de feuilles de Bourrache & de Buglose, ou de fleurs de Bouillon blanc.

Opiat.

Prenez Blanc de Baleine, un demi gros ; Cassonade ou sucre gris, un gros ; Diaphorétique minéral, un gros ; Nitre purifié, un scrupule ; le tout bien broyé ensemble & incorporé avec une suffisante quantité de syrop de Guimauve, pour former un Opiat de consistence molle que l'on partagera en trois prises.

Lorsqu'il y a du dévoiement, on ajoute à cet Opiat un gros de corne de Cerf calcinée, & l'on retranche le Nitre purifié.

De la Fiévre inflammatoire des intestins.

Cette fiévre se distingue des autres par la tension, la chaleur ardente & la douleur de tout le bas ventre. On doit la traiter comme la fiévre inflammatoire du foye, avec cette différence :

1°. Qu'on fera les premieres saignées encore plus près les unes des autres, ne laissant entre chacune que trois ou quatre heures dintervalle.

2°. Qu'on ne doit pas donner de lavemens purgatifs, que la douleur & la tension du bas-ventre ne soient fort diminuées.

3°. Qu'on ne mettra point de sel de Glauber, ni aucuns autres sels dans les apozêmes, & qu'on mettra des cataplasmes sur le bas-ventre, ou bien qu'on le couvrira de molton ou de grosse flanelle, trempées dans une décoction de Bouillon blanc, & quon les appliquera les plus chaudes que le Malade pourra les soutenir. On les exprimera avant de les mettre sur le bas-ventre du Malade.

Si les douleurs sont vives, ou qu'il ait un dévoiement séreux, on donnera de la poudre de Corail anodine ou un autre Narcotique, après que le Malade aura été saigné quatre ou cinq fois ; mais si les évacuations sont bilieuses, on se donnera bien de garde de les arrêter par la poudre de Corail anodine, ou par quelque autre Narcotique.

Il ne faut pas purger que la tension & la douleur du bas-ventre ne soient cessées ou extrêmement diminuées. On se servira pour purgatifs, des pilules universelles purgatives, comme il est marqué dans le Mémoire de leur usage, ou de Casse, de Manne & de Sel végétal.

Les saignées du bras faites à peu de distance les unes des autres, & répétées tant que la douleur & la tension subsistent, jointes à la diette, à la grande boisson, aux lavemens adoucissans & aux Narcotiques, tel que la poudre de Corail anodine, &c. placée, comme il est dit, sont les seuls remedes capables de guérir cette maladie.

Les purgatifs ne doivent être placés qu'après que l'inflammation est entiérement dissipée.

Lorsque les Malades attaqués de fiévres inflammatoires du foye & des intestins, n'ont point averti dès le commencement, il faut réparer le tems perdu par une manœuvre encore plus rapide ; ainsi on mettra les

Malades à une diette encore plus ſevere, ne leur donnant du bouillon pendant un ou deux jours, que de ſix heures en ſix heures, & on fera les premieres ſaignées plus grandes & plus près les unes des autres, ſi les forces du Malade le permettent.

METHODE

SUIVANT LAQUELLE LES Perſonnes charitables doivent traiter les Pauvres de la Campagne attaqués de Dyſenterie.

LEs accidens qui caractériſent la Dyſenterie ſont ſi différens de ceux qui accompagnent les autres maladies, qu'il n'eſt pas difficile de la diſtinguer. Les perſonnes qui en ſont attaquées, ſe plaignent de tranchées, c'eſt-à-dire, de douleurs vives dans les inteſtins. Elles ont de fréquentes envies d'aller à la Garde-robbe. Leurs évacuations ſont très-médiocres, & elles ne rendent pour l'ordinaire que des muſcoſités fort épaiſſes, leſquelles ſont quelquefois mêlées avec très-peu d'excrémens. La couleur de ces muſcoſités varie. Elles ſont quelquefois blanches, & d'autres fois brunes & verdâtres, mêlées de ſang, & quelquefois de pus, ſur-tout lorſque la maladie a été négligée dans le commencement.

Cette maladie eſt cauſée par une inflammation dans une partie du canal inteſtinal. Cette inflammation dépend, comme celles des autres parties, de l'engorgement des glandes de l'endroit enflammé : & leur engorgement eſt une ſuite de l'épaiſſiſſement de l'humeur qui doit s'y filtrer. Cet épaiſſiſſement eſt ordinairement cauſé par un chyle indigeſte & trop épais, ſuite ordinaire des mauvaises digestions : l'estomach & les intestins se trouvent aussi farcis de pareilles humeurs épaisses & glaireuses.

Il suit de ces principes qu'on ne peut guérir les dysenteries, 1°. Qu'on ne donne plus de fluidité aux humeurs épaissies & engorgées dans les glandes, afin qu'elles puissent être évacuées, 2°. Qu'on n'évacue les humeurs qui se sont amassées dans l'estomach & dans les intestins, & qui y corrompent les alimens ou bouillons, &c.

L'Hypécacuhana est de tous les remedes connus jusqu'à présent, celui qui remplit le plus parfaitement ces deux indications.

Car 1°. plusieurs expériences nous assurent qu'il fond & qu'il divise puissamment la lymphe intestinale trop épaissie, pourvû qu'il séjourne assez de tems dans l'estomach, pour que sa partie résineuse y soit dissoute, & puisse ensuite passer dans le sang. 2°. Il est constant qu'il fait vomir & qu'il purge par en bas; ainsi il convient pour évacuer les humeurs contenues dans les premieres voyes.

Lorsqu'on n'a d'autre vue que de faire vomir & de purger, il suffit de donner l'Hypécacuhana dans une dose convenable à l'âge, aux forces & au tempérament du malade, comme il est marqué dans le Mémoire de son usage; mais quand on veut qu'il agisse en fondant & divisant la lymphe intestinale engorgée dans les glandes, il faut adoucir son action, & diminuer la sensibilité des membranes de l'estomach. Sans ces précautions, ce remede ne pourroit y rester assez de tems, pour que sa partie résineuse en fût extraite, & pour qu'elle pût ensuite passer dans le sang, & diviser l'humeur engorgée dans les glandes des intestins.

On diminue la vivacité de l'action de ce remede, en ne le donnant qu'en de très-petites doses, & en l'associant avec des calmans ou d'autres remedes qui brident son action, comme nous le marquerons à la fin de ce Mémoire.

D'un autre côte, on affoiblit la sensibilité des fibres de l'estomach, en les rendant plus souples, & en diminuant la trop grande tension où elles sont toujours dans cette maladie. On ne peut leur donner cette souplesse qu'en débarrassant les glandes engorgées & désemplissant les vaisseaux sanguins, dans lesquels la circulation se fait d'autant plus lentement qu'ils sont plus comprimés par les glandes engorgées.

Lorsque la fiévre est médiocre, & que le ventre n'est ni tendu, ni fort douloureux, que les tranchées ne sont pas fort vives & fort fréquentes, qu'il n'y a pas beaucoup de sang dans les matieres que le malade rend, & que les glaires ne sont pas d'un verd noir, pours lors les vaisseaux sanguins ne sont pas fort gonflés, & l'engorgement des glandes n'est pas fort considérable; ainsi il suffira de saigner une fois le malade d'un des bras, on pourra même éviter la saignée, si les malades sont fort exténués, ou s'ils ont vécu long-tems de légumes, ou d'autres alimens qui ne forment qu'un chyle épais, chargé de parties terrestres, ou s'ils sont dans des pays où ils ne boivent pas souvent de vin, on mettra les malades aux bouillons pour toute nourriture. Ils seront faits, comme nous le marquerons à la fin de ce Mémoire. On leur en donnera un de trois heures en trois heures, ou de quatre heures en quatre heures. Une heure & demie ou deux heures après chaque bouillon, ils prendront une prise de pilules d'Hypécacuhana, ou à leur défaut, une prise de l'Opiat avec l'Hypécacuhana marqué à la fin de ce Mémoire, en proportionnant chaque prise à l'âge, la force, le tempéramment, &c. des malades. On réiterera cette prise de pilules, ou d'Opiat trois ou quatre fois par jour. Les Malades boiront pardessus chaque prise de pilules, ou d'Opiat, une tassée de tisane, & ils en boiront outre cela souvent entre les bouillons & les prises d'Hypécacuhana. On leur donnera toutes les six heures, un des lavemens adoucissans marqués à la fin de ce Mémoire, & on leur fera prendre tous les soirs, une heure & demie ou deux heures après qu'ils auront pris du bouillon, une prise de la poudre de Corail anodine, selon le Mémoire de son usage.

En continuant ce régime pendant deux jours, on fait ordinairement une assez grande fonte dans la muscosité intestinale, & on diminue suffisamment la tension de toutes les parties solides pour pouvoir placer le troisiéme jour avec succès, un purgatif qui évacue les humeurs contenues dans les premieres voyes, & une partie de cette muscosité qui étoit engorgée dans les glandes; ainsi on donnera au malade le troisiéme jour de ce régime, une prise de la poudre d'Hypécacuhana, proportionnée à son âge, ses forces, &c. comme il est marqué dans le Mémoire de son usage; ils boiront pardessus une tassée de tisane, & deux ou trois heures après ils avalleront un bouillon. On continuera ensuite à leur en donner à l'ordinaire. Ils prendront dans l'après-midi un lavement adoucissant, & ils avalleront le soir une prise de la poudre de Corail anodine.

Ils recommenceront le jour suivant l'usage des pilules, des lavemens & de la poudre de Corail anodine, comme il est marqué ci-dessus: ce qu'ils continueront deux jours; ensuite on les repurgera avec une dose de la poudre d'Hypécacuhana, proportionnée à son âge, ses forces, &c. L'on continuera ainsi jusqu'à ce que la dysenterie soit tout-à-fait guérie, ayant soin de faire boire souvent les malades, pendant tout le cours de la maladie.

Lorsque la dysenterie est accompagnée d'une fiévre vive, de tranchées aiguës, que le ventre est tendu & fort douloureux, que les glaires sont fort épaisses & d'un verd noir brun & mêlées de beaucoup de sang, pour lors les préparations qui doivent préceder l'usage l'usage de l'Hypécuhana sont plus grandes, parce que la tension inflammatoire est plus considérable.

On mettra le malade au bouillon, on le fera boire beaucoup, & on lui donnera des lavemens de six heures en six heures, comme il est marqué : on lui fera deux saignées du bras, à huit heures de distance l'une de l'autre. On lui donnera le soir une prise de la poudre de Corail anodine.

Si le lendemain matin la fiévre n'est pas fort diminuée, & qu'il n'y ait pas de modération dans les accidens marqués ci-dessus, on lui fera encore une saignée, & on la réiterera dans l'après-midi, s'il n'y a pas de soulagement, & que la fiévre ne soit pas diminuée.

On continuera l'usage des bouillons, des lavemens, de la boisson & des saignées, comme nous l'avons dit, jusqu'à ce que la fiévre soit un peu moderée, donnant tous les soirs une prise de la poudre de Corail anodine, pourvû que le malade ne soit point trop assoupi, ou qu'il n'ait point de délire.

Après que le malade aura été saigné trois ou quatre fois, & que les vaisseaux seront suffisamment désemplis, on lui donnera une prise de pilules d'Hypécacuhana proportionnée à son âge, à ses forces, &c. On laissera toujours trois ou quatre heures d'intervalle entre chaque prise, qu'on placera à une heure & demie ou deux heures de distance des bouillons. On lui en donnera ainsi quatre, cinq ou six fois par jour, si l'on peut. On continuera ce regime deux ou trois jours, pour fondre la muscosité intestinale engorgée dans les glandes. On donnera tous les jours des lavemens adoucissans & la poudre de Corail le soir.

L'usage de ces pilules ne doit pas empêcher de saigner le malade, si la fiévre ou la douleur le demandent.

Dès que la fiévre & la tension du ventre sont diminués, que les tranchées sont moins vives, & sur-tout lorsque les évacuations sont un peu moins glaireuses ou moins mêlées de ſang, pour lors on purge le malade avec une priſe de poudre d'Hypécacuhana proportionnée à ſon âge, à ſes forces, &c. Il boira pardeſſus une taſſée de tiſane, & il prendra deux ou trois heures après un bouillon. On continuera enſuite les bouillons & la tiſane à l'ordinaire. On lui donnera dans l'après-midi un lavement adouciſſant & le ſoir la poudre de Corail anodine.

Le malade recommencera le lendemain l'uſage des pilules, des lavemens, & il prendra le ſoir la poudre de Corail anodine, comme il aura déja fait. Il continuera deux ou trois jours l'uſage des pilules. Pendant ce tems-là on le fera ſaigner du bras, ſi la vivacité de la fiévre le demande. On le purgera le troiſiéme jour avec une priſe de poudre d'Hypécacuhana.

Le lendemain il prendra des pilules ou de l'Opiat d'Hypécacuhana pendant deux jours. Le troiſiéme il ſera repurgé avec une priſe d'hypécacuhana. On continuera ainſi à lui donner des pilules pendant deux ou trois jours, & à le repurger avec l'Hipecacuhana le troiſiéme ou le quatriéme jour, juſqu'à ce qu'il ſoit parfaitement guéri, obſervant de lui donner tous les jours des lavemens adouciſſans, & de la poudre de Corail le ſoir.

Si par quelque accident la fiévre devenoit plus forte, ou ſi l'effet des vomitifs & des Purgatifs, augmentoit la tenſion & la douleur de ventre, ou enfin ſi les tranchées étoient plus vives, ou s'il y avoit plus de ſang dans les matieres, pour lors il faudroit néceſſairement recourir à la ſaignée, & ne donner que des pilules, ou de petites doſes d'Hipecacuhana en opiat, juſqu'à ce que les accidens fuſſent fort diminués.

La guériſon de cette maladie s'annonce non-ſeulement par la diminution de la fiévre, & des autres accidens, mais principalement par le caractere des évacuations: elles deviennent d'abord moins glaireuſes, les muſcoſités ſont moins épaiſſies, & plus blanchâtre;

elles acquierent enſuite une couleur jaunâtre ; enfin elles ſe fondent de plus en plus ; la quantité de ſang diminue, & s'efface, & on obſerve dans les évacuations des matieres bilieuſes, fondues, & en conſiſtence de purée jaune ou graiſſe. Lorſque les évacuations ont acquis ce caractere de purée, on peut être ſûr d'une prochaine guériſon, pourvu qu'il ne ſe faſſe aucun dérangement dans le regime ; car ce caractere des évacuations marque que la fonte eſt faite, & que les glandes ſe dégorgent. On commencera pour lors ou à diminuer la doſe des pilules, ou à en donner moins ſouvent. On éloignera auſſi les purgations avec l'Hipecacuhana ; mais on donnera toujours les lavemens adouciſſans, & le ſoir la poudre de Corail anodine, juſqu'à ce que le malade ſoit guéri.

Il arrive quelquefois dans les fortes dyſenteries, & ſur-tout dans celles qui ont été négligées dans le commencement, qu'une portion de la membrane interne des inteſtins tombe en ſuppuration, & qu'elle ſe détache : on en voit dans les évacuations de ces portions aſſez longues fort épaiſſes, moulées comme le ſeroit une portion de tuyau. Cet accident ne doit point déranger la conduite que nous avons preſcrite ; il faut continuer l'uſage des pilules, juſqu'à ce qu'il ne paroiſſe plus de ces membranes, ou fort peu : enſuite on purgera le malade avec l'Hipecacuhana, comme je l'ai marqué.

Dès qu'on verra dans les évacuations de ces portions membraneuſes, on mêlera dans chaque lavement quinze ou vingt grains d'Hipecuhana en poudre fine, comme il eſt marqué à la fin de ce Mémoire.

Lorſque les matieres ſont fort bilieuſes, & comme une purée, on pourra purger les perſonnes délicates, avec une once de Catholicon double bouilli dans de l'eau & paſſé ; mais on purgera toujours les pauvres, & les perſonnes fortes avec l'Hipecacuhana.

Si les évacuations bilieuſes & fondues deviennent séreuses, ou qu'elles soient trop abondantes, ou qu'elles durent trop long-tems, on cessera l'usage de l'Hipecacuhana & des lavemens, & on fera bouillir dans chaque pinte de tisane un gros & demi de corne de cerf calcinée, ou d'os de bœuf calcinés: on mettra de la purée de lentilles dans les bouillons des malades; & si cela ne suffit point, on leur donnera le matin, & l'après-midi un demi-gros de confection d'Iacinthe, ou un demi-gros de corne de cerf calcinée en poudre, délayée dans un peu de bouillon ou de tisane, on leur fera prendre outre cela tous les soirs une prise de poudre de Corail anodine.

Si pendant le cours de la dysenterie, le malade sent des aigreurs, c'est à-dire, des rapports aigres, surtout après avoir pris du bouillon, on lui fera avaller vingt grains de Craye blanche, ou de Craye de Briançon en poudre délayée dans deux, ou trois cuillerées de bouillon.

S'il reste au malade quelque mouvement de fiévre périodique, après que la dysenterie sera guérie, on mettra en usage le Quinquina préparé de la maniere suivante; mais il ne faut jamais le donner, que la dysenterie ne soit tout-à-fait guérie.

Lorsque la fiévre qui accompagne la dysenterie, est fort vive, on ne donne point les pilules, ni l'Hipecacuhana dans le fort des redoublemens: on attend qu'ils soient diminués. On ne doit jamais donner l'Hipecacuhana à forte dose, & comme purgatif, que la fiévre ne soit fort modérée.

Si malheureusement la dysenterie est accompagnée d'une fiévre continue, qui porte à la tête, & qui jette le malade dans l'assoupissement, ou dans le délire, il ne faudra pas donner de poudre de Corail anodine, on s'en tiendra aux lavemens, à la boisson, aux saignées: & si après deux ou trois saignées du bras, faites à huit ou dix heures de distance les unes des autres, la tête ne se trouve pas fort débarrassée, on fera faire une ou deux ſaignées de la gorge ; & ſi on ne les peut faire, on ſaignera le malade au pied.

Lorſque les accidens de la tête ſeront bien diſſipés, on pourra reprendre l'uſage de la poudre de Corail anodine, ſuppoſé que les tranchées ſoient fort vives, mais on n'en donnera d'abord que le tiers, ou la moitié de la doſe ordinaire, qu'on augmentera, ſi cette petite doſe ne procure pas au malade un calme ſuffiſant, & aſſez de diminution dans les accidens. Si au contraire, une petite doſe jettoit le malade dans un aſſoupiſſement trop-long, & trop-profond, on n'en donneroit plus.

Nous repeterons encore ici, qu'il eſt néceſſaire de mettre les malades à une diette très-ſévere, & de faire les ſaignées très-proches les unes des autres, quand on n'a pas été averti, dès le commencement de la maladie.

Maniere de faire les Bouillons.

Prenez trois livres de rouelle de veau, la moitié d'une volaille écorchée, & coupée en quatre. Faites bouillir le tout dans un pot de terre, avec trois pintes d'eau (meſure de Paris) c'eſt-à-dire ſix livres d'eau réduites à quatre, c'eſt-à-dire, deux pintes pour cinq ou ſix bouillons.

Bouillon pour les Pauvres.

Les bouillons pour les pauvres ſeront faits avec un poulmon de veau, ou de mouton, ou les iſſues, c'eſt-à-dire, les extrémité de ces animaux : & les bouillons des malades qui ſont dans une extrême miſere ſeront faits de la maniere ſuivante.

Prenez un demi-quarteron ou tout au plus un quarteron de beure frais, & à ſon défaut de beure ſalé, qu'on aura fait deſſaler dans de l'eau : faites-le rouſſir dans une poële ou poëlon bien écuré ; enſuite vous y ajouterez peu-à-peu un quarteron de fleur de farine, ou de ris en poudre fine : remuez bien le tout avec une cuillere de bois, jusqu'à ce que la farine ou le ris soient roussis, & bien cuits : ensuite vous verserez dessus deux pintes d'eau bouillante (mesure de Paris), vous ferez bouillir le tout pendant un demi-quart d'heure;ensuite vous le retirerez du feu,& vous le garderez dans un pot de grès, cette quantité peut servir pour quatre ou cinq bouillons. A chaque fois qu'on en donnera au malade, on remuera avec une grande cuillere tout ce qui est dans le pot, afin de bien mêler une espece de bouillie qui se dépose au fond : on peut délayer une ou deux fois par jour un jaune d'œuf frais dans un de ces bouillons.

Tisane.

La boisson des malades attaqués de la dysenterie, sera faite avec le Chiendent & la racine de Guimauve, ou bien, ils useront pour boisson d'une eau de ris fort legere.

Lavemens adoucissans.

Prenez une demie-poignée de graine de Lin, jettez-la dans une pinte d'eau bouillante, retirez le pot du feu, & laissez refroidir le tout, & le passez.

Prenez une demie-livre de cette décoction tiéde, c'est à-dire, un demi-septier (mesure de Paris) : mêlez-y un ou deux jaunes d'œuf délayés dans un peu d'eau tiéde : donnez ce lavement au malade.

On fait encore des lavemens avec de la fressure de mouton, qu'on fait bouillir dans de l'eau, jusqu'à ce qu'elle soit bien grasse; on se sert de cette eau pour des lavemens

Les pauvres peuvent faire des lavemens en faisant fondre une once, ou une once & demie de suif de chandelle, dans un demi-septier d'eau chaude.

Lorsque les tranchées sont extrêmement vives, on se servira des lavemens suivans.

Prenez une pincée de graine de Lin, le poids de deux gros de tête de Pavot blanc, brisée par morceaux. Faites-les bouillir dans un pot de terre, avec trois demi-ſeptiers d'eau (meſure de paris) reduits à une chopine, enſuite on paſſera le tout, & on le partagera en deux lavemens.

Si les glaires ſont fort épaiſſes, & d'un verd brun, ou mêlées de beaucoup de ſang, ou s'il y a du pus mêlé avec les glaires, ou ſi le malade rend des portions de de la membrane interne des inteſtins, on délayera dans chaque lavement(fait avec cette décoction)quinze ou vingt grains d'Hypecacuhana en poudre fine.

Les lavemens qu'on donne dans cette maladie, ne doivent jamais être que la moitié d'un lavement ordinaire ; ainſi, ils ne doivent remplir que la moitié de la ſeringue : s'ils étoient entiers, le malade ne pourroit les garder : cependant il eſt eſſentiel, que chaque lavement reſte au moins un petit quart-d'heure, & plus long-tems s'il eſt poſſible, la même raiſon engage d'avoir attention, qu'ils ſoient ſimplement tiéde, & plus froids que chauds.

Quand les malades ne peuvent pas retenir les lavemens, on entoure le canon d'étoupes, & en retirant le canon, on pouſſe l'étoupe vers le fondement avec la main, & on tient le fondement ainſi bouché le plus long-tems qu'il eſt poſſible.

Opiat d'Hypecacuhana.

Prenez ſix grains d'Hypecacuhana en poudre, une priſe entiere de poudre de Corail anodine : mêlez le tout enſemble, & en faites un opiat avec un peu de ſirop, ou d'eau, ou de miel, qu'on partagera en douze priſes. On en donnera au malade ſelon l'âge, & le temperament, c'eſt-à-dire, que les enfans en prendront une demie-priſe à chaque fois, ceux qui ſont au-deſſus de quatre ans, & au-deſſous de dix ans, en prendront une priſe entiere. On en donnera deux priſes à la fois aux jeunes gens qui ſont au-deſſus de douze ans, & au-deſſous de quinze : & les malades qui ſont dans un âge plus avancé en prendront trois ou quatre prises à chaque fois, selon leur force, & leur tempérament. On réiterera ces prises d'Opiat cinq ou six fois par jour, lorsque la dysenterie est considérable, comme nous l'avons dit.

Tisane de Quinquina.

Prenez une once de Quinquina, coupé par gros morceaux; le poids d'un gros de tête de Pavot blanc, coupé par morceaux; deux gros de corne de cerf calcinée, faites bouillir le tout dans un pot de terre, avec cinq demi-septiers d'eau (mesure de Paris) reduits à une pinte: ensuite on le passera.

On en donne au malade un petit gobelet de quatre heures en quatre heures, entre les nourritures, dans le cas que nous avons dit: on commencera à la fin d'un redoublement: on cesse d'en donner, dès qu'un autre redoublement reparoît, & on recommence dès qu'il est fini, comme nous l'avons marqué dans le Mémoire des fiévres continues simples.

METHODE

SUIVANT LAQUELLE LES personnes charitables doivent traiter les Pauvres de la Campagne attaqués de l'Hydropisie nommée Leucoplégmacie.

On donne le nom d'Hydropisie à toute maladie, dans laquelle l'humeur séreuse est épanchée hors de ses vaisseaux. On indique par différens noms, le lieu où la sérosité s'est épanchée: lorsqu'elle est répandue dans la cavité des ventricules du cerveau, on l'appelle *Hydrocéphale*, ou Hydropisie du cerveau.

On donne le nom d'Hydropisie de poitrine, à celle qui dépend d'un épanchement de sérosité dans la cavité de cette partie.

Lorsque l'épanchement s'est fait dans la cavité du bas-ventre, cette hydropisie s'appelle *Ascite*.

Enfin, on nomme *Leucophlegmacie*, l'épanchement de sérosité fait dans les célulles graisseuses, ou dans le tissu celullaire des membranes; mais lorsque cet épanchement n'occupe que quelques parties du corps, par exemple, les bras, ou les jambes, &c. on le nomme *Oedêmes*.

Les épanchemens faits dans les cavités de la tête, de la poitrine, ou du bas-ventre, sont ordinairement causés par des obstructions formées depuis du tems, dans les glandes de ces parties. On conçoit clairement, que ces glandes engorgées, & gonflées, pressent les vaisseaux lymphatiques, qu'elles rétrécissent leur cavité, & qu'elles interrompent le cours de la lymphe. Pour lors cette liqueur ne pouvant traverser aisément les vaisseaux dans lesquels elle est poussée, elle les distend; elle les creve dans quelques endroits, ou elle en écarte les mailles, & s'ouvre par ce moyen un passage dans quelques-unes des cavités marquées ci-dessus.

L'épanchement de sérosité qui ne se fait que dans le tissu célullaire des membranes, ou dans les célulles graisseuses, c'est-à-dire, la *Leucophlegmacie*, ou *l'Oedême*, ne dépend pas pour l'ordinaire de causes aussi considérables, & aussi difficiles à détruire. Ils ne sont le plus souvent causés que par l'épaississement des liqueurs, ou par des engorgemens légers, & nouveaux dans quelques glandes, ou par le défaut de ressort des parties solides, la circulation des liqueurs se fait alors lentement dans tous les petits vaisseaux, & sur-tout dans les vaisseaux lymphatiques. La sérosité des liqueurs qui y séjournent s'en sépare, & se répendant dans les célulles voisines, cause la *Leucophlegmacie*. ou *l'Oedême*.

Tous les épanchemens de sérosité qui se font dans les cavités de la tête, de la poitrine ou du bas-ventre, demandent trop de régime & une trop longue suite de remedes pour qu'on puisse traiter chez eux les pauvres, & les paysans qui en sont attaqués. Il faut nécessairement les envoyer dans des Hôpitaux ; ainsi je ne parlerai point de ces sortes d'Hydropisies, & je ne proposerai que les remedes convenables aux pauvres & aux païsans qui sont attaqués de *Leucophlegmacie ou d'Oedême*, parce que ces sortes de maladies se guérissent assez souvent en peu de tems, par le secours des purgatifs & des tisanes aperitives & diuretiques.

Entre les différens purgatifs, il y en a qui évacuent plus abondamment les sérosités épanchées ; ainsi on doit les préférer ; mais ces purgatifs & ces tisanes n'auroient pas le succès qu'on en doit attendre, si elles n'étoient données avec méthode. C'est elle que je vais exposer.

Lorsqu'en appuyant les doigts dessus quelque partie gonflée, sans être rouge, il s'y forme un creux qui se releve ensuite insensiblement, il est certain qu'il y a de la sérosité dans les célulles graisseuses de cette partie.

Pour lors on recommencera à faire observer au malade le régime suivant.

On lui donnera le matin à jeun deux grands gobelets d'une tisane appellée apéritive, marquée à la fin de ce Mémoire. Il les boira à une demie-heure de distance l'un de l'autre, ayant soin de faire tiédir chaque gobelet au bain-marie.

Une heure après le second, on lui donnera un potage bien mitonné dans lequel on mêlera un demi-gros de *Nitre fixé par le charbon*, ou autant de *Sel de Genest* ou de *de Sel d'Absynthe*, ou un gros de *Sel admirable de Glauber* : cependant le *Sel de Genest* est préferable aux autres ; quatre heures après on lui donnera un troisiéme verre de la tisane apéritive. Une heure & demie après il dînera avec un potage dans lequel on mêlera une prise d'un des sels marqués ci-dessus, comme dans le potage du matin. Il pourra outre cela manger un œuf frais, s'il a faim, avec une ou deux mouillettes de pain.

Quatre heures après il prendra un quatriéme verre de la tisane apéritive. Une heure après on lui donnera un lavement qu'on rendra purgatif, si le ventre n'est pas libre, & une heure après il soupera avec un potage fort mitonné dans lequel on mêlera encore une prise d'un des Sels marqués, comme dans les autres.

On lui donnera un bouillon dans la nuit, supposé qu'il ait besoin, & on y fera bouillir légérement une poignée de Cerfeuil, ou de Cresson, ou d'Orties piquantes.

Il boira dans la journée de la tisane ordinaire, quand il aura grande soif: mais il s'abstiendra de boire le plus qu'il pourra, & il se contentera de se laver & de se rafraîchir souvent la bouche avec de l'eau qu'il n'avalera pas.

On continuera ainsi pendant deux jours; ensuite on purgera le malade avec une prise de pilules Hydragogues, proportionnée à son âge & à ses forces, comme il est marqué dans le Mémoire de l'usage de ce remede.

Le Malade prendra un bouillon deux heures après avoir avallé la prise de pilules hydragogues; & deux ou trois heures après il mangera son potage ordinaire. On lui en donnera trois dans la journée à quatre ou cinq heures de distance les uns des autres. On ne lui donnera point ce jour-là de tisane diuretique ni de lavement.

Si le purgatif n'a pas trop affoibli le malade, ou si son enflure n'est pas diminuée, ou fort amolie, on le repurgera le lendemain de la même maniere : si au contraire l'évacuation a été considérable, on recommencera le jour suivant l'usage de la tisane apéritive, & tout le régime prescrit ci-dessus.

On repurgera le Malade le lendemain ou deux jours après avec les mêmes pilules, & le lendemein il recommencera l'usage de la tisane apéritive, & tout le régime marqué, qu'il continuera deux jours.

On le purgera le troisiéme jour, & on suivra cette méthode jusqu'à ce qu'il soit guéri : observant d'éloigner les purgatifs, c'est-à-dire les pilules hydragogues, quand il sera considérablement désenflé : car il suffira pour lors d'en donner tous les quatre, cinq ou six jours.

Lorsque l'enflure sera fort diminuée, on pourra lui donner à son dîner une aîle de poulet ou deux cotelettes de mouton rôties, & pour lors il ne prendra point d'œufs à dîner.

S'il survient un devoiement, on ne mettra plus aucun sel dans les potages, & on y ajoûtera de la purée de lentilles. On donnera avant chaque potage & avant chaque bouillon une prise de l'Opiat suivant.

On ne mettra pas non plus pour lors en usage la tisane apéritive, & la tisane ordinaire : on se servira des autres tisanes marquées à la fin de ce Mémoire. On ne purgera plus le Malade avec les pilules hydragogues, on lui donnera à la place, la médecine indiquée à la fin, qu'on réiterera tous les deux, trois ou quatre jours, comme il est marqué, en suivant au reste le regime prescrit.

Bouillons.

Les bouillons dont on fera les potages seront faits avec une livre de tranche de bœuf, autant de mouton, & deux livres de veau, ou une volaille écorchée & coupée par morceaux. On peut jetter dans le pot du celeri, ou des oignons blancs, ou de la racine de persil ou des carottes : Le tout bouilli dans trois pintes d'eau (mesure de Paris) reduites à la moitié.

Les pauvres pourront faire les bouillons avec les issues de bœuf & de mouton, mais ils n'en feront point avec les issues de veau, parce qu'ils forment un bouillon trop collant : on jettera aussi dans le pot de la racine de persil ou des carottes.

On rendra les bouillons diuretiques, en y faisant bouillir un moment une poignée de cerfeuil, ou de cresson, ou d'orties piquantes.

On mêlera dans chaque potage un demi-gros de Nitre fixé par le Charbon, ou de Sel de Geneſt, ou de Sel d'Abſinthe, ou un gros de Sel admirable de Glauber, comme je l'ai marqué, quand il n'y aura pas de dévoiement.

Tiſane qui doit ſervir de boiſſon ordinaire.

Prenez du Chiendent, des racines d'Aſperges & de Fraiſier, de chacune une demie-once; le tout lavé, épluché & coupé menu. Faites-le bouillir pendant un demi-quart d'heure, dans un pot de terre avec deux pintes d'eau (meſure de Paris) c'eſt-à-dire quatre livres d'eau, on le paſſera, & on y ajoûtera ſi on peut, un gros de Nitre purifié ou un gros de Criſtal minéral.

Tiſane apéritive pour prendre entre les nourritures, comme il eſt marqué dans le Mémoire.

Prenez racine de grande Chellidoine, d'Eringium, autrement dit Chardon Roland, de Perſil, d'Iris Noſtras, autrement dit grande Flame, de chacun deux gros; coupez-les par petits morceaux. Verſez deſſus un gobelet de vin blanc & trois gobelets d'eau bouillante. Faites bouillir le tout pendant quatre ou cinq minuttes. Enſuite on le laiſſera infuſer pendant une heure ſur les cendres chaudes: on le paſſera, & on y ajoutera trois gros de Sel admirable de Glauber ou de Sel de Saignette. On partagera le tout en quatre priſes.

Tiſane qui doit ſervir de boiſſon ordinaire à ceux qui ont le dévoiement.

Prenez racine de petit Houx & de Chiendent, de chacune un gros, corne de cerf calcinée, ou os de beuf calcinés, un gros; faites bouillir le tout pendant quatre ou cinq minuttes dans un pot de terre, avec une pinte d'eau, ensuite on le passera.

Tisane apéritive pour ceux qui ont le dévoiement.

Prenez racines de grande Chelidoine, de Chardon Roland, de Bardane, & d'Enula Campana, de chacune deux gros; Corne de cerf calcinée, ou os de bœuf calcinés, un gros, le tout coupé menu : faites-le bouillir dans un pot de terre avec quatre gobelets d'eau; ensuite on le passera, & on y fera fondre un demi-gros de Nitre purifié, & on le partagera en quatre prises.

Opiat pour les malades qui ont le dévoiement.

Prenez Diaphoretique minéral, Craye de Briançon, corne de cerf calcinée, ou os de bœuf calcinés, de chacun deux gros; Cachou deux scrupules, Nitre purifié un gros; le tout bien broyé ensemble, & incorporé avec une suffisante quantité de sirop d'Absinthe, pour en faire un opiat de consistence molle, que l'on partagera en dix prises.

Purgatif pour les malades qui ont le dévoiement.

Prenez vingt-grains de Rhubarbe, dix grains de Jalap, dix grains de nitre purifié; le tout en poudre fine incorporé avec une suffisante quantité de sirop d'Absinthe, pour en faire un bol purgatif.

METHODE

SUIVANT LAQUELLE LES Personnes charitables doivent traiter les Pauvres malades de la Campagne attaqués des Pâles-couleurs.

LA maladie qu'on nomme vulgairement les pâles-couleurs, est si commune dans les campagnes; elle se guérit si facilement, quand elle est traitée avec méthode dans le commencement, que j'ai cru devoir indiquer aux personnes charitables la maniere dont ils doivent traiter les jeunes filles, ou femmes attaquées de cette maladie.

Elle est annoncée ordinairement par la pâleur du teint & des levres, par des lassitudes dans les bras, & dans les jambes qui rendent ces personnes fort paresseuses, de maniere qu'on a de la peine à les engager à se donner du mouvement : ensuite elles ne peuvent plus marcher un peu vîte ni monter, qu'elles ne soient fort essouflées, & que le battement de leur cœur ne soit très-violent. Elles se plaignent de maux de tête, de degoût, & elles ne désirent que des alimens salés, & vinaigrés, &c. elles cherchent avidement les fruits verds, ou autres alimens aîgres. Plusieurs même ont encore des goûts plus dépravés, & mangent du plâtre, du charbon, &c.

Ces symptômes sont ordinairement accompagnés d'une suppression, ou d'une grande diminution des regles, ou de leur retardement. Il arrive cependant quelquefois, qu'il n'y a nul dérangement dans les regles, ni pour le tems, ni pour la quantité.

Cette maladie dépend de l'épaississement des liqueurs lymphatiques, & principalement de celles qui doivent se séparer par les glandes de la matrice.

L'usage des fruits verds & acides, ou des alimens difficiles à digerer, un air froid & grossier, le chagrin, & quelquefois une vie trop sédentaire, sont les causes les plus ordinaires de cette maladie.

Lorsqu'on observera qu'une personne est attaquée des accidens marqués ci-dessus, ou de quelques-uns d'entre eux; pour lors, on commencera à lui faire boire le matin à jeun, trois ou quatre gobelets de tisane chaude faite avec le Chiendent, & avec la racine, ou les feuilles de Chicorée sauvage: on lui en fera boire encore autant l'après-midi, quatre ou cinq heures après son dîner; on la mettra pendant deux ou trois jours aux bouillons, & aux potages pour toute nourriture. On lui donnera tous les jours un lavement fait, comme il est marqué à la fin de ce Mémoire.

Si les regles sont supprimées, ou fort diminuées, ou si la malade a des maux de tête violens, on lui fera une saignée du pied dès le premier jour de la diette, & deux jours après on la fera vomir, comme il sera dit.

Cependant si la malade est foible, si les maux de tête ne sont pas violens, & que la suppression, ou la diminution des regles ne soit pas considérable, ni ancienne, pour lors on pourra éviter la saignée, on se contentera de faire faire diette à la malade, de la détremper pendant deux jours, & de lui donner des lavemens, comme nous l'avons dit.

On lui fera prendre le troisiéme jour le matin à jeun une prise de la poudre vomitive proportionnée à son âge, à ses forces, &c. selon qu'il est marqué dans le Mémoire de son usage: on lui permettra le lendemain un peu plus de nourriture à dîner. Deux ou trois jours après on la purgera avec une dose de poudre fébrifuge purgative

purgative, ou de pilules universelles purgatives proportionnée à son âge, à ses forces, & à son tempérament, comme il est marqué dans le Mémoire de l'usage de ces remedes.

Le lendemain de cette purgation, la malade prendra le matin à jeun, & quatre ou cinq heures après son dîner une prise de l'opiat suivant dans du pain à chanter, ou au bout d'un couteau, ou dans un peu de moelle de pomme cuite; elle boira par-dessus une grande tassée d'eau un peu chaude, ou d'une infusion de feuille de Scolopendre, ou de feuilles d'Absinthe faite comme du thé.

Elle dînera avec les alimens les plus simples qu'elle pourra avoir, & si cela se peut, avec du potage & de la viande, & elle soupera légerement, elle aura soin de se tenir le ventre libre par des lavemens, s'il ne l'est pas naturellement : elle usera pour toute boisson, même à ses repas, de l'eau de rouille décrite ci-après, elle pourra cependant y mêler un peu de vin à dîner, elle continuera pendant six semaines, ou deux mois, supposé qu'elle ne soit pas guérie plûtôt. On la purgera tous les douze jours avec une dose de poudre fébrifuge purgative, ou une dose de pilules universelles proportionnée à son âge, à son temperament, &c.

Il faut défendre à ces malades de manger du fruit, du laitage, du vinaigre, & même des legumes, si elles sont en état d'avoir de meilleures nourritures.

Opiat.

Prenez limaille de fer bien fine, une demie-once; gérofle en poudre, un demi-gros; poudre fébrifuge purgative deux scrupules, ou à sa place, quatre pilules universelles purgatives : le tout en poudre fine, incorporé avec une suffisante quantité de miel, pour en faire un opiat, que l'on partagera en seize prises.

La malade ne prendra point d'opiat les jours qu'on lui donnera Médecine.

Eau de Rouille.

Prenez une livre de groſſe limaille de fer, ou une livre de petits cloux, lavez-les, & les expoſez à l'air, pendant la nuit, ſur une pierre pour les faire rouiller: mettez-les enſuite dans un pot de terre, verſez deſſus trois ou quatre pintes d'eau chaude. Laiſſez le tout infuſer à froid, pendant vingt-quatre heures, ou quarante-huit heures: pour lors, on commencera à en boire, on retirera la limaille ou les cloux du pot. On les fera rouiller de la même maniere, pour faire de nouvelle eau de la même façon; car les mêmes cloux, & la même limaille pourront ſervir tant qu'ils ſe rouilleront bien.

Quand on veut rendre cette boiſſon plus efficace, on fait fondre dans quatre pintes de cette eau, un ſcrupule de ſel d'Abſinthe, ou un gros de ſel admirable de Glauber, que l'on met dans la cruche en même tems que les cloux, ou la limaille.

Cette eau ſuffit ſouvent pour guérir une perſonne délicate qui commence à être attaquée des Pâles-couleurs; elle prévient cette maladie, & empêche qu'on n'y retombe; mais lorſqu'on ne met point en uſage d'autres remedes que cette eau, il faut y ajouter, ſi l'on peut, le ſel d'Abſinthe, comme nous l'avons dit, & la faire continuer pluſieurs mois de ſuite, en purgeant de tems en tems les malades. Cette même eau eſt excellente dans toutes les obſtructions du foye, de la ratte, & des glandes du bas-ventre. Dans ces cas, il vaut mieux faire fondre dans cette eau du ſel admirable de Glauber; que du ſel d'Abſinthe.

Lavemens.

Les lavemens qu'on donnera aux malades dont les regles ne ſont point arrêtées, ou fort diminuées, seront faits avec un quarteron de miel bouilli dans une chopine d'eau (mesure de Paris) ou avec trois ou quatre cuillerées d'huile, mêlée dans pareille quantité d'eau : mais, lorsqu'il y aura suppression des regles, on se servira des lavemens suivans, autant qu'on le pourra, parce qu'ils sont plus efficaces.

Prenez des feuilles d'Armoise, de Matricaire, & d'Absinthe, de chacune une petite poignée. Faites-les bouillir un moment dans un pot de terre, avec une pinte d'eau; ensuite on le passera, & on le partagera en deux lavemens.

On mêlera dans chaque lavement trois ou quatre cuillerées d'huile ordinaire, & on y pourra mêler de deux ou trois jours l'un, trois onces de miel commun, ou de concombre sauvage.

FIN.

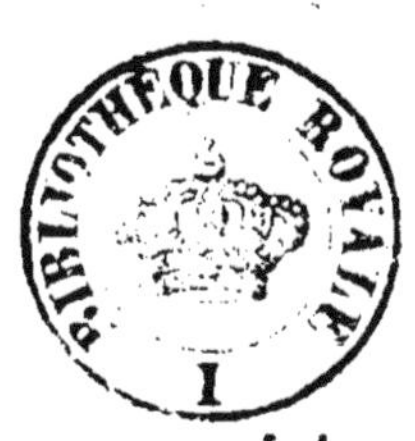

TABLE

De ce qui est contenu dans cet Ouvrage.

De l'Imprimerie de Ph. N. LOTTIN, à la Vérité. 1746.

www.ingramcontent.com/pod-product-compliance
Ingram Content Group UK Ltd.
Pitfield, Milton Keynes, MK11 3LW, UK
UKHW021825190726
13853UKWH00003B/1193